運動・からだ図解

新版

脳・神経のしくみ

オールカラー

東京大学名誉教授
石浦章一（監修）

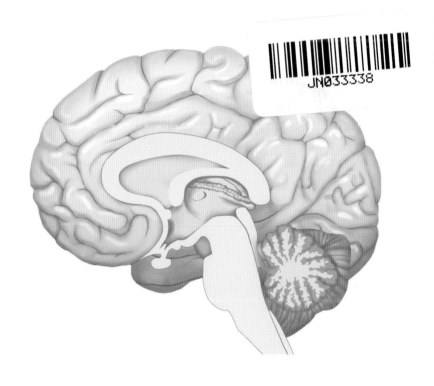

JN033338

マイナビ

はじめに

　21世紀は脳の時代といわれてから、ずいぶん時間が経ちました。「脳・神経」に関連する書籍がちまたに溢れ、脳の機能を測定する機器も大幅に進歩し、確かに脳の時代が来ているようです。

　しかし、私たちは本当に脳のことを知っているでしょうか。神経とニューロンは同じものなのか、グリアの機能は？　右脳と左脳の違いは本当にあるのか、大脳基底核とは何？　などの質問に答えられる人がそんなに多いとは思えません。本書は、もう一度脳のことをしっかり勉強してみたいという人のために編集されました。脳の勉強では、難しい漢字で書かれた脳の部位が出てくるので、昔は嫌われたものです。ところが近年では、脳の勉強は若者の間でも人気です。理由はいくつかあって、高校の生物の教科書で脳・神経のことが大きく取り上げられるようになったこと、うつ病・自閉症スペクトラム障害・アルツハイマー病などが身近になり、誰もが他人事ではなくなったこと、そしてマスコミで取り上げられる割合が多くなったことなどが挙げられます。

　これは、科学の発達によって今までブラックボックスだった脳の機能がだんだん明らかになってきたことと無縁ではありません。脳卒中による脳の一部の損傷によって各種の機能が失われたことから、逆に、その部位の機能が明らかになってきたのは、20世紀の最初のことでした。記憶が海馬と密接な関係にあることも明らかになりましたが、海馬切除の最初の例であるH.M.氏が亡くなったのは、2008年のことでした。人の脳に神経細胞の新生が認められることが分かったのも21世紀に入ってからで、脳科学は現在進行形の学問なのです。

　本書では、最初に複雑に見える脳の各所の働きを、図解とともに分かりやすく伝えていきます。次に、感覚、運動をはじめとする各種の重要な生命機能の調節のしくみを明らかにしていきます。そして最後に、言語・意識・感情・記憶などの高次の脳機能について解説しています。この一冊が、皆さんの脳・神経の知識を豊富にするだけでなく、人生を豊かにすることに役立つよう願ってやみません。

石浦章一

第1部　脳の概要・解剖

PART1　脳と神経の基本 ············11

PART2　大脳と間脳 ············35

第2部 脳の働き

PART2　生命機能の調節

本書の使い方

本書は、「第1部」で、脳と神経の基本／大脳と間脳／脳幹と脊髄、小脳／末梢神経系の4つのパートに分け、脳の各部位の名称と位置関係を示し、基本的なしくみや構造、役割などについて解説しています。「第2部」では、感覚／生命機能の調整／運動機能／高次脳機能の4つのパートに分け、脳の働きのしくみについて、イラストを用いて解説しています。

ポイント
ここで学習する内容のポイントをまとめています。

カラー図解イラスト
各部位のしくみや構造などについて、リアルなカラーイラストで解説しています。

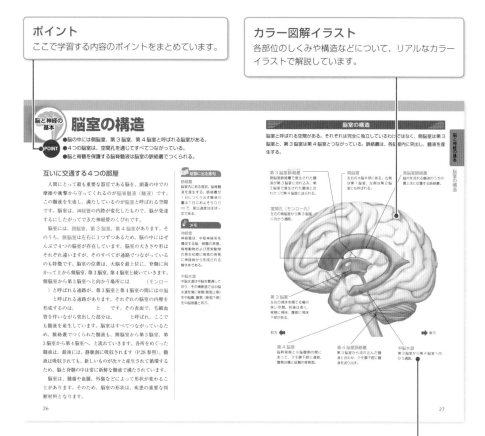

しくみ・部位の解説
イラストで示した機能や構造をより詳しく解説しています。

3種類の注釈

 メモ　本文の内容に関連する情報や補足を加え、さらに詳しく解説しています。

 キーワード　本文の中で重要な用語や難しい用語を解説しています。

 試験に出る語句　各種資格試験の出題率が高い語句をピックアップしています。

高次脳機能
(1) 総論・
言語機能

言葉を話す・書く機能

POINT
- 言葉を書いたり話したりする「運動」の機能を担当する運動性言語野は、運動野の近くにある。
- 運動性失語では、言葉を話すことが困難になる。

言葉を話し、書く機能の中枢

自分の考えを言葉にして話したり、文字に書いたりする機能の中枢を運動性言語野といいます。運動性言語野は発見した医師の名前からブローカ野とも呼ばれています。

例えば何か質問をされたとき、まずその情報を感覚性言語野が受け取り、連合野などと連携して聞いた内容を理解し、質問の答えを導き出します。そして運動性言語野がその答えを言葉や文章にして、声に出したり、文字に書いたりするのです。話すときは口や舌や、顎の運動が必要なため、運動性言語野は全身の筋肉に運動の指令を出す働きを担う運動野のすぐそばにあります。

運動性失語では言葉をうまく話せない

運動性言語野の働きは、この部位が損傷して起こる運動性失語を理解するとよく分かります。

運動性失語では、声を出す機能には異常がないのに、言葉をうまく話せなくなります。言葉が出にくくなって、あまり話さなくなります。話し方はたどたどしく、助詞や助動詞が抜けて電文のような文章になります。また「りんご」が「りごん」や「りんみ」になるなど、単語の一部の文字が間違ったり入れ替わったりします（音韻性錯語）。

その一方で、言葉を聞いて理解する機能にはあまり障害がないことが多く、人の話は分かっています。言葉を話さなくなるため、人の話が理解できていないのではとは誤解されがちですが、そうではありません。

試験に出る語句

運動性言語野
言葉を話したり書いたりする機能の中枢。発見した人の名前からブローカ野とも呼ばれた。前頭葉の下前頭回後方にある。

運動性失語
うまく話せなくなる。たどたどしく、助詞などが抜けて電文調になったりする。

キーワード

錯語
言葉を間違えること。運動性失語では、「りんご」が「り…ご…ご」と言葉の一部の文字が入れ替わったりする音韻性錯語が起こる。

メモ

音韻性錯語と語性錯語
錯語には、言葉の一部が入れ替わる音韻性錯語と、「りんご」を「みかん」と間違えるなど言葉自体を間違える語性錯語がある。語性錯語は感覚性失語で見られる。

高次脳機能(1)

言葉を話す・書く機能

運動性言語野の働き

連合野などでまとめた自分の考えを、運動野と連携して声に出したり、文字に書く。

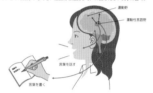

運動野
運動性言語野
言葉を話す
言葉を書く

運動性失語の特徴

何かを話そうとはするが、言葉が出てこない。

わたし　ごはん　食べる

音声は話せているが、「てにをは」が抜けている。言い間違いが多い（音韻性錯語）。

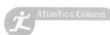 試合や練習の日誌を書くとやる気が出る

言葉を書くためのメカニズムは本文で解説しました。では、言葉を書くことにはどんな意義があるのでしょうか。スポーツのメンタルトレーニングでは日誌を書くことが重要だといわれています。自分が試合をしたらやりっぱなしにせず、実施した内容とともにどう思ったことや気づいたこと、反省や浮かんだアイデアなどをノートに書き出します。これを積み重ねると、自分の問題点や改善方法が明らかになっていき、さらにやる気がわいてくるのです。

2種類のコラム

Athletics Column　脳の働きや病気の中でも、運動に関する知識を掘り下げて紹介しています。

COLUMN　学習する内容の付属情報や各部位で起こりやすい病気などを紹介し、より深い理解を促します。

第1部
脳の概要・解剖

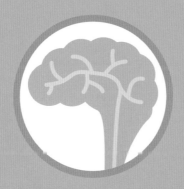

PART1
脳と神経の基本

脳・神経系

脳と神経の基本

POINT
- 脳と脊髄から成る中枢神経系は情報分析と指令を担う。
- 脳神経と脊髄神経から成る末梢神経系は通信ケーブルとして働き、機能的には感覚神経、運動神経、自律神経に分けられる。

中枢神経系と末梢神経系の働き

　人のすべての機能をコントロールするのが神経系です。神経系は、脳と脊髄から成る中枢神経系と、それらと全身の皮膚や筋肉、内臓や血管壁などとをつなぐ末梢神経系に分けられます。

　中枢神経系には脳と脊髄が含まれます。脳とは頭蓋骨の中に収まっているもののことで、大脳、間脳、脳幹、小脳の総称です。脊髄は脳幹の下に続く柱状のもので、脊椎の中にある脊柱管を下っています。

　中枢神経系は、全身から集まってくるさまざまな情報を集約し、分析や判断をし、運動の指令や内臓機能を調節するための指令を発信して、末梢神経へと中継する働きをしています。

脳神経と脊髄神経からなる末梢神経系

　末梢神経系はデータ通信に使われる通信ケーブルのようなものです。皮膚や内臓、目や耳などでキャッチした情報を中枢神経系へ送り、また中枢神経系からの指令を全身に届ける働きをしています。

　末梢神経系は、構造的に分類すると、脳に出入りする脳神経（P.82参照）と、脊髄に出入りする脊髄神経（P.84参照）に分けられます。また機能的に分類すると、中枢神経系からの運動の指令を筋肉に届ける運動神経（P.86参照）と、全身からの感覚の情報を中枢神経系に届ける感覚神経（P.88参照）、内臓機能の調節にかかわる自律神経系（交感神経と副交感神経・P.90参照）に分けられます。

試験に出る語句

脳
大脳、間脳、脳幹、小脳のこと。すべて頭蓋骨の中に収まっている。

脳幹
間脳の下に続き、脊髄へとつながる部分。上から中脳、橋、延髄の各部分からなる。広義には間脳も脳幹の一部とされることもあるが、大脳に近い機能を持つ間脳は分けられる場合が多い。

キーワード

中枢神経系
脳と脊髄のこと。脳は全身からの情報を集約したり、各種指令を発する。脊髄はそれを中継する。

末梢神経系
中枢神経系と全身を結ぶいわば通信ケーブル。構造的には脳神経と脊髄神経に、機能的には感覚神経、運動神経、自律神経に分けられる。

メモ

脳神経
脳に出入りする末梢神経で、12対ある。中枢神経系と末梢神経系を合わせて「脳神経系（脳・神経系）」ということがあるが、これと混同しないこと。

全身の神経系の構造

神経系は、脳（大脳、間脳、脳幹、小脳）と脊髄からなる中枢神経系と、脳神経と脊髄神経からなる末梢神経系とに分けられる。

外側面

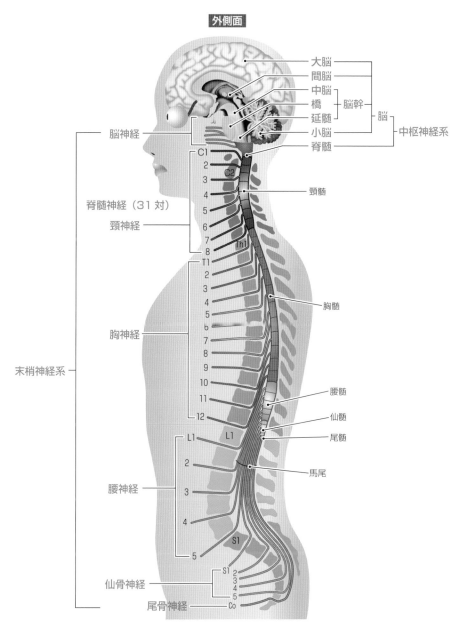

- 大脳
- 間脳
- 中脳
- 橋 ┐
- 延髄 ┘ 脳幹
- 小脳
- 脊髄

脳

中枢神経系

- 脳神経
- 脊髄神経（31 対）
- 頸神経
- 胸神経
- 腰神経
- 仙骨神経
- 尾骨神経

末梢神経系

- C1, 2, 3, 4, 5, 6, 7, 8
- C2
- T1, 2, 3, 4, 5, 6, 7, 8, 9, 10, 11, 12
- Th1
- L1, 2, 3, 4, 5
- L1
- S1, 2, 3, 4, 5
- S1
- Co

- 頸髄
- 胸髄
- 腰髄
- 仙髄
- 尾髄
- 馬尾

脳と神経の基本

ニューロン

POINT

- ●脳の機能の中で情報処理に当たる部分を支えている。
- ●ニューロンを構成するのは細胞体と突起。
- ●突起を3本以上持つ多極性ニューロンが大多数を占める。

神経系の基本単位

　脳を構成する細胞には、神経細胞と呼ばれるニューロンと、神経膠細胞（グリア細胞）の2種類があります。グリア細胞は、全体の90%と大多数を占めていますが、わずか10%にすぎないニューロンが、脳の情報処理機能を担う主要な細胞であると考えられています。

　ニューロンを構成するのは、中心となる細胞体と、そこから出ている突起です。

　細胞体は球に近い形をしており、DNA（デオキシリボ核酸）を含む核の周囲を細胞質が取り囲むようにしているのが特徴です。細胞体が密集した部位が大脳皮質などの灰白質です。細胞質は、ミトコンドリア、ゴルジ装置など、脳以外の細胞と共通する細胞小器官を持っています。突起は、細胞体や軸索の終末から細長く伸び、他のニューロンと結合していて、これがシナプスと呼ばれています。（P.18 参照）。

多極性ニューロンが脳の中で多くを占める

　ニューロンは、突起の構造からいくつかの種類に分けられます。

　突起が一本のものは単極性ニューロン、細胞体を中心にして両側に突起が伸びているものは双極性ニューロン、一本の突起が二股に分かれているものは偽単極性ニューロン、突起三本以上あるものは多極性ニューロンと呼ばれています。

　多極性ニューロンは運動の指令を伝達するニューロンに多く、脳の中で大多数を占めます。また、双極性あるいは偽単極性ニューロンは感覚の情報を伝えます。

試験に出る語句

ミトコンドリア
糸状または粒状の細胞小器官で、すべての真核生物の細胞質中にある。細胞の呼吸機能を担う。長さはおよそ1～2μm。

ゴルジ装置
真核生物の細胞に見られる細胞小器官。へん平な袋状の膜構造をしており、細胞外へ分泌されるたんぱく質の糖鎖修飾や、リボソームを構成するたんぱく質のプロセシング（切断反応）などが行なわれる。

キーワード

軸索
細胞体から出た突起のうち、最も長く伸びている神経線維を軸索という。長いものは1m以上にもなる。

ニューロンの基本構造

中枢神経と、末梢神経とで情報のやり取りをしているのがニューロン。核がある細胞体、木の枝のように伸びる樹状突起、ほかの神経細胞と連結する軸索などで構成されている。

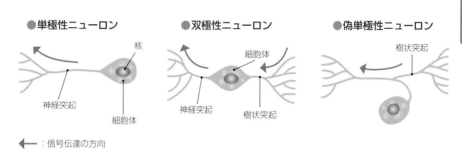

●単極性ニューロン　核／神経突起／細胞体

●双極性ニューロン　細胞体／神経突起／樹状突起

●偽単極性ニューロン　樹状突起

◀━ ：信号伝達の方向

細胞体の構造

細胞体は神経細胞の中で細胞核をはじめとする細胞小器官が集まり、樹状突起と軸索が会合する部位。核の周囲を取り巻く細胞質は、細胞の呼吸機能を担うミトコンドリア、たんぱく質を処理するゴルジ装置などを備えている。

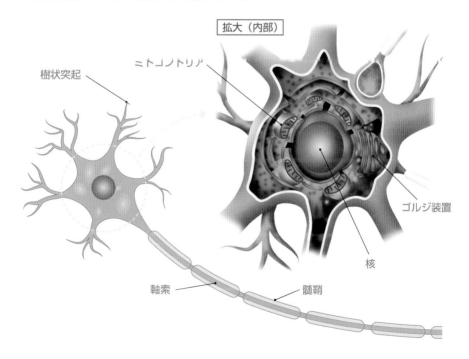

拡大（内部）

ミトコンドリア／樹状突起／ゴルジ装置／核／軸索／髄鞘

15

脳と神経の基本

ニューロンでの情報伝達のしくみ

POINT
- ●ニューロンは外界から脳への感覚情報と、脳から末梢器官への運動指令を伝える。
- ●ニューロンを通じて伝えられる情報は、電気信号として軸索を通り、神経終末に伝わる。

神経線維は情報を伝える電線

ニューロンは外界からの感覚情報を脳に伝え、運動指令を末梢器官の神経終末に送るという情報伝達の働きを担っています。

これらの情報は、ニューロンから出ている軸索や樹状突起から伝えられます。長く伸びているものは神経線維と呼ばれ、さらに、神経線維のうち、脂質でできた膜（髄鞘）がついているものは有髄線維といいます。この膜は電気を遮断する役割を果たし（絶縁被膜）、膜を持たない無髄線維とは区別されています。

電気信号は化学物質による信号に変化

ニューロンを通じた情報伝達は電気信号（活動電位）によって行なわれます。

細胞体の膜の電位が瞬間的にプラスへと転じ、また速やかに元へ戻ることにより、電気信号が送られます。このような電位の変化が引き起こされる原因には、ほかの神経細胞から信号を受け取った場合と、外界からの物理的もしくは化学的刺激による場合とがあります。いずれの場合も、細胞の外からの急速なナトリウムの流入と、それに続く細胞内からのカリウムの流出が起こり、電位が変化します。軸索での活動電位の伝わり方は、有髄線維と無髄線維とで異なり、有髄線維の方が伝達速度が速いことも分かっています。

神経終末まで伝達された電気信号は、化学物質（神経伝達物質）の放出を促すことにより、ほかのニューロンや筋線維などの体組織に伝えられます（P.20 参照）。

試験に出る語句

髄鞘
軸索を幾重にも取り巻く被膜。グリア細胞の一種である希突起膠細胞やシュワン細胞によって形成されている。

活動電位
細胞体の膜の電位が逆転すること。1回の活動電位に要する時間は1000分の1以下と、ごく短い。

キーワード

神経終末
神経線維の末端部分。特別な終末装置を持たずに細くなって終わるものを特に自由終末ということもある。神経終末がほかのニューロンと連結する場合はシナプスと呼ばれる（P.18参照）。

メモ

有髄線維・無髄線維
無髄線維では隣り合う膜に順番で膜電位変化が伝わるため伝導に時間がかかる。有髄線維はランビエ絞輪の部分で跳躍伝導が起こるため速度が速い。

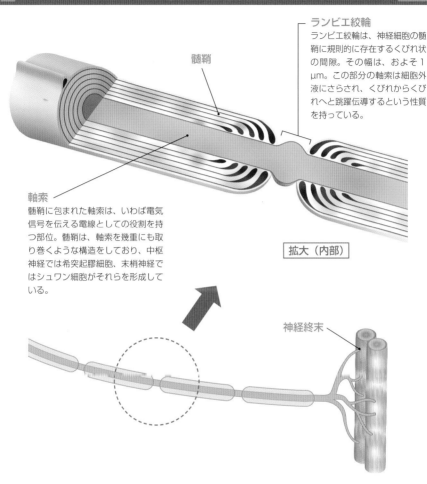

軸索と髄鞘の構造

ランビエ絞輪
ランビエ絞輪は、神経細胞の髄鞘に規則的に存在するくびれ状の間隙。その幅は、およそ1μm。この部分の軸索は細胞外液にさらされ、くびれからくびれへと跳躍伝導するという性質を持っている。

髄鞘

軸索
髄鞘に包まれた軸索は、いわば電気信号を伝える電線としての役割を持つ部位。髄鞘は、軸索を幾重にも取り巻くような構造をしており、中枢神経では希突起膠細胞、末梢神経ではシュワン細胞がそれらを形成している。

拡大（内部）

神経終末

COLUMN

「有髄線維」と「無髄線維」の伝達速度

　活動電位が軸索を伝わる速度は、有髄線維と無髄線維とで異なることが分かっています。有髄線維の方が伝導速度は速く、その中でも、感覚神経では線維の直径が大きい方が速いなど、さらに違いがあります。これらの線維は、用途によって使い分けられています。例えば、骨格筋運動に伴う感覚や皮膚感覚は伝導速度の速い有髄線維を、交感神経活動や鈍痛などは伝導速度の遅い無髄線維を利用して伝えられます。末梢神経では、固有知覚を求心性に伝えたり、体性運動を遠心性に伝えたりするために、伝導速度の速い有髄線維が使われます。

脳と神経の基本　ニューロンでの情報伝達のしくみ

シナプスの構造と働き

脳と神経の
基本

POINT
- ●神経細胞間に形成され、情報伝達などにかかわる連結部分。
- ●伝えられる情報には、興奮性シナプスと抑制性シナプスがある。
- ●信号を伝えるシナプス前細胞と、伝えられるシナプス後細胞とがある。

膨大な数のシナプスが複雑な処理を行なう

　神経細胞同士の連結部分をシナプスといい、神経終末に送られた電気信号は、ここで、情報の送信元の細胞（シナプス前細胞）から送信先の細胞（シナプス後細胞）へと伝達されます。1つのニューロンには、無数のシナプスが存在し、それらがネットワークをつくって膨大な数の信号を送ることで、脳の複雑な処理を可能にしています。

　シナプスを伝わる情報には、興奮性シナプスと抑制性シナプスの2種類があります。多くのシナプスでは、片側の細胞内にある直径40nmほどの袋（シナプス小胞）から細胞間に神経伝達物質が放出され、それが受け手の細胞を刺激することによりシグナルが伝達されます。

電気信号はシナプスで化学物質となり伝達される

　シナプスは次の神経細胞と密着してはおらず、数万分の1mmほどのすき間（シナプス間隙）をつくっています。軸索を伝わってきた電気信号は、シナプス間隙を飛び越えることができません。そこで、シナプスは、電気信号を化学物質の信号に変えて次の神経細胞に情報を伝達しています。

　シナプス前細胞の神経終末に活動電位が到達すると、カルシウムイオンが出入りできる開口部分（カルシウムチャネル）が開いて神経伝達物質が放出されます。信号の受け手であるシナプス後膜には、シナプス間隙に放出された神経伝達物質を受け取る受容体が多数存在しています。受容体は、イオンチャネル型受容体と代謝調節型受容体に大別することができます。

試験に出る語句

興奮性シナプス・抑制性シナプス
興奮性シナプスとは、シナプス後細胞の活動電位発生を促進させるシナプスのこと。興奮性のシナプス伝達によってシナプス後細胞が脱分極し、膜電位が一定の数値を超えると活動電位が発生する。抑制性シナプスは、逆に活動電位の発生を抑える作用をする。興奮性シナプスを形成するシナプス前細胞は興奮性ニューロン、抑制性シナプスを形成するシナプス前細胞は抑制性ニューロンと呼ばれる。

キーワード

カルシウムチャネル
通常は閉じているが、活動電位が神経終末まで伝えられると開く性質を持っている。これを開口分泌という。

イオンチャネル型受容体
イオンチャネルと神経伝達物質が一体化しており、神経伝達物質受容体が結合した際にイオンチャネルが開く。

代謝調節型受容体
イオンチャネル型とは違い、間接的に開くしくみを持った受容体。神経伝達物質が結合すると、シナプス後細胞内を移動可能なGたんぱく質の作用によって開く。

シナプスの構造

シナプス前細胞のシナプス小胞に貯蔵されている神経伝達物質が、活動電位の発生を受けてシナプス間隙に放出される。そして、シナプス後細胞の受容体と結合してシナプス後細胞に信号を伝える。

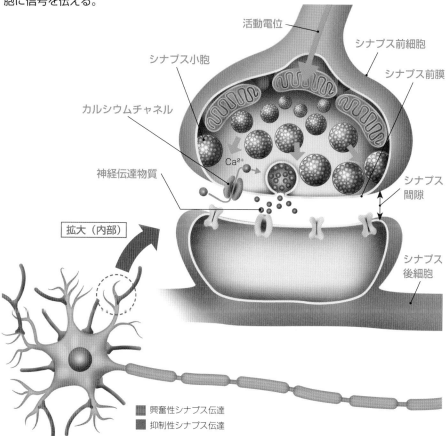

活動電位

シナプス前細胞

シナプス前膜

シナプス小胞

カルシウムチャネル

Ca^{2+}

神経伝達物質

シナプス間隙

拡大（内部）

シナプス後細胞

■ 興奮性シナプス伝達
■ 抑制性シナプス伝達

COLUMN

興奮性シナプスと抑制性シナプス

　興奮性シナプスは信号を受け取ると、興奮性シナプス後電位（EPSP: Excitatory post synaptic potential）と呼ばれる信号を出す。EPSPは神経細胞の分極状態が崩れる電位（脱分極）。抑制性シナプスは信号を受け取ると、抑制性シナプス後電位（IPSP:Inhibitory post synaptic potential）と呼ばれる信号を出す。IPSPは神経細胞の分極状態が強化される電位（過分極）。膨大な数の信号のうち、どちらかが多く入力されたときにどちらかの反応を発生させる。

神経伝達物質の種類

POINT
- 神経伝達物質はシナプス伝達で媒介機能を担う。
- 脳内には60種類以上の神経伝達物質がある。
- 神経伝達物質は大きく4つに分類できる。

伝達物質には小分子と大きな分子がある

　シナプスを通じて放出される神経伝達物質は、脳内に数多く存在することが分かっており、その数は60種類以上にもおよびます。その多くは小分子伝達物質のモノアミン類、アミノ酸、アセチルコリン、そして、アミノ酸が連なった大きな分子である神経ペプチドと、大きく4つのカテゴリーに分類できます。

　モノアミン類は、アミノ基を1個だけ含む神経伝達物質の総称です。アミノ酸からつくられるセロトニン、ノルアドレナリン、アドレナリン、ヒスタミン、ドーパミンなどが含まれます。このうちノルアドレナリン、アドレナリン、ドーパミンはカテコール基という化学構造を持つためカテコールアミンとも呼ばれます。これを伝達物質として用いるニューロンは、気分や運動、自律神経系などの調整に関与しています。

　たんぱく質の構成物質であるアミノ酸も、脳内の神経伝達物質として重要です。アミノ酸には興奮性シナプス伝達を促すものと抑制性シナプス伝達を促すものがあり、前者の代表にはグルタミン酸、後者の代表にはGABAがあります。

　アセチルコリンは、脊髄や脳幹などの運動ニューロンで生成される物質です。これを伝達物質とするニューロンはコリン作動性ニューロンと呼ばれ、脳幹や脊髄から各筋肉部位に向かって放出されます。

　興奮の伝達や抑制に作用する脳内物質である神経ペプチドは、たんぱく質と同様アミノ酸が連なったもので、シナプス小胞よりもサイズの大きな分泌顆粒に貯蔵されています。

キーワード

アミノ酸
分子内にアミノ基とカルボキシ基を持つ有機化合物。動植物に見出されるアミノ酸約80種のうち、たんぱく質を構成するαアミノ酸は約20種。

カテコール基
ベンゼンの隣り合う2つの水素が水酸基に置換した化合物。酸化されやすいという性質を持つ。

メモ

分泌顆粒
中枢神経系シナプスの一部に存在する、シナプス小胞よりも大きな(直径100～300nm)有芯顆粒。シナプス小胞にグルタミン酸、GABA、グリシン、アセチルコリンが含まれているのに対して、分泌顆粒には神経ペプチドなどが含まれる。

主な神経伝達物質

神経伝達物質は、モノアミン類、アミノ酸、アセチルコリン、神経ペプチドに大きく分類することができる。

モノアミン類	
セロトニン (Serotonin)	脳内の神経伝達物質として作用するセロトニンは脳幹の縫線核（脊椎動物の脳幹にある神経核の一つ）で合成され、主に生体リズム・神経内分泌・睡眠・体温調節・摂食などと関連する。
アドレナリン (Adrenaline)	副腎髄質より分泌されるホルモンで、神経節や脳神経系における神経伝達物質としての働きを担う。分子式は $C_9H_{13}NO_3$。ストレス反応の中心的役割を果たし、血中に放出されると心拍数や血圧を上げ、瞳孔散大、痛覚麻痺、血糖値上昇などを引き起こす。
ヒスタミン (Histamine)	食物から直接体内に取り込まれるほか、生体内でも合成される。神経組織では視床下部から脳内へと広範囲に放出され、痛覚の伝達、炎症反応、覚醒状態の維持、食欲の抑制、などの生理機能を促進する。
ドーパミン (Dopamine)	中枢神経系に存在する神経伝達物質で、アドレナリン、ノルアドレナリンの前駆物質。ドーパミン作動性ニューロンは中脳の黒質や腹側被蓋野に多く含まれ、運動調節、ホルモン調節、快さの感情、意欲、学習、報酬系などに関与している。
アミノ酸	
GABA (Gamma amino butyric acid)	主に海馬、小脳、脊髄などに存在する神経伝達物質。シナプス前膜から放出され、後膜の膜上にある GABA 受容体たんぱく質と結合して作用する。抑制性の神経伝達物質で、情動や睡眠、覚醒などに関与。
グルタミン酸 (Glutamic acid)	たんぱく質構成アミノ酸の一つで、非必須アミノ酸。動物の体内では神経伝達物質として機能し、グルタミン酸受容体を介して神経伝達が行なわれる、興奮性の神経伝達物質。記憶・学習などの脳高次機能に重要な役割を担う。
アセチルコリン	
アセチルコリン (Acetylcholine)	コリンの酢酸エステル化合物（化学式：$CH_3COOCH_2CH_2N^+(CH_3)_3$）。副交感神経や運動神経の末端から放出され、骨格筋や心筋、内臓筋の筋繊維のアセチルコリンの受容体に働き、収縮を促進する。
神経ペプチド	
ニューロペプチドY	脳と自律神経系で見つかった 36 個のアミノ酸から成るペプチド神経伝達物質。エネルギー収支の調整、記憶と学習など、脳のさまざまな生理学的過程に関与する。
コレシストキニン (CCK- 8:Cholecystokinin8)	脳と小腸に発現されたペプチド神経伝達物質。胆のうを収縮させて胆汁の分泌を促し、また消化酵素に富む膵液の分泌を促進するなどして、食欲を抑制する作用をもたらす。

グリア細胞

- 脳を構成する細胞のうち、90%という高い割合を占める。
- グリア細胞は、神経細胞を支持する働きを担うとされる。
- 近年、グリア細胞自体にも情報処理の機能があると考えられている。

グリア細胞の種類と働き

　グリア細胞は別名、神経膠細胞（しんけいこうさいぼう）とも呼ばれます。「膠」は、伝統的な接着剤を意味し、ゼラチンを主成分とする物質です。脳内の細胞の中でも、脳を空間的に支え、栄養を与えるといった補助的な働きをすると考えられています。脳内で情報伝達の役割を担うニューロンに対し、グリア細胞の数はおよそ10倍もあります。

　グリア細胞は大きく4種類に分類できます。すなわち、アストロサイト（星状膠細胞）、オリゴデンドロサイト（希突起膠細胞）、ミクログリア（小膠細胞）、上衣細胞です。

　アストロサイトは、星型の突起を持つのが特徴です。さらに、太く短い突起を持つ形質性アストロサイトと、細長い突起を持つ線維性アストロサイトに分けられます。この突起でニューロンの各部位や脳内の毛細血管と接合し、ニューロンの立体構造を支えると同時に神経栄養因子を分泌しています。また、神経伝達物質がシナプス間隙の外へ拡散するのを防いでいます。

　オリゴデンドロサイトは、中枢神経系の軸索を幾重にも包む髄鞘の膜をつくります。また、1つの細胞が複数の軸索を取り巻いているところが特徴です。

　ミクログリアはマクロファージ様の細胞で、炎症を起こしたりしたニューロンを活性化させる細胞です。

　これらは古くから認識されているグリア細胞の働きですが、近年の研究では、アストロサイトに神経伝達物質を取り込む受容体が存在し、情報伝達にも積極的に関与していることも分かっています。

キーワード

上衣細胞
中枢神経系に存在するグリア細胞。脳室系（嗅脳室、側脳室、第3脳室、中脳水道、第4脳室、脊髄中心管）の壁を構成している。表面には多数の繊毛が生え、脳室内での脳脊髄液の循環、脳室から脳実質への物質輸送などの役割を果たす。

メモ

グリア細胞（神経膠細胞）（しんけいこうさいぼう）
グリアは「接着剤」という意味で、「膠」はその訳語。ニューロンとニューロンの間を埋め、脳の構造を安定させているという意味合いがある。

情報伝達にも積極的に関与
シナプス前膜から放出されたグルタミン酸が、アストロサイトの受容体と結合して細胞内のカルシウムイオンが上昇。これはニューロンの興奮と同じ働きで、エネルギー代謝に関与する。

グリア細胞の種類と構造

グリア細胞は、ニューロン同士の隙間を埋め、脳の構造を安定させるとともに、さまざまな働きを担っています。グリア細胞の中で最も多いのはアストロサイトで、情報伝達にも関与していることが近年の研究から明らかとなりました。

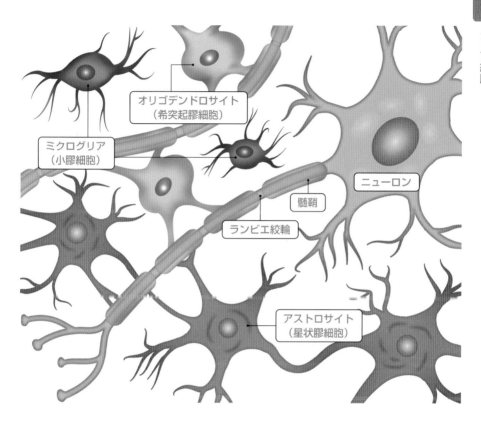

ミクログリア
（小膠細胞）

オリゴデンドロサイト
（希突起膠細胞）

ニューロン

髄鞘

ランビエ絞輪

アストロサイト
（星状膠細胞）

COLUMN

新たに注目されるアストロサイトの働き

　ニューロン周辺の環境を維持する役割を担うと考えられている「アストロサイト」。近年の研究で、情報伝達に積極的なかかわりを持つことも分かってきました。その証拠と考えられるのが、アストロサイトの細胞膜に存在する神経伝達物質の「受容体」です。シナプス前膜から放出されたグルタミン酸は、この受容体と結合し、細胞内の Ca^{2+} を上昇させます。これは、ニューロンの興奮と同じ働きを示すもので、興奮したアストロサイトはさらにエネルギー代謝に必要な物質を放出し、他のアストロサイトに作用します。

脳と神経の基本

中枢神経系を保護する骨と膜

POINT
- ●中枢神経系（脳と脊髄）は堅固な骨と強靭な膜で保護される。
- ●脳を覆う脳頭蓋は6種8個の骨で構成されている。
- ●骨と脳の間には3層の膜が存在し、クッションの役割を果たしている。

頭蓋骨の構造と働き

　脳は豆腐にもたとえられるほどもろく柔らかい組織でつくられています。そのため、少しの衝撃や圧力にも耐えられるように、何重ものカバーで保護されています。

　最も外側にあるのが頭蓋骨です。これは、脳を格納する脳頭蓋と、眼窩より下の顔面部分を保護する顔面頭蓋に分類されます。脳頭蓋は、天井部分に当たる頭蓋冠と底部分の頭蓋底から成り、その間の頭蓋腔に脳が納められています。これらを構成するのは、前頭骨、頭頂骨、後頭骨、側頭骨、蝶形骨、篩骨の6種、計8個の骨です。顔面頭蓋は、上顎骨、口蓋骨、頬骨、下顎骨、舌骨、鼻骨、鋤骨、涙骨、下鼻甲介の9種、計15個で構成されます。

3層の髄膜で脳と脊髄を保護

　頭蓋の下は、さらに髄膜と呼ばれる3層の被膜が保護しています。

　3層の中で最も硬い硬膜は、頭蓋内側の骨膜と癒着し、一番外側を覆っています。

　クモの巣が張ったような形状をしているクモ膜は、硬膜とは密着していますが、軟膜との間には空隙（クモ膜下腔）があり、その間は脳脊髄液で満たされています。脳を浮かんだ状態にする髄液は、いわばクッションの役目をしています。

　最も内側にある軟膜は、脳の表面と密着しており、皮質の溝まで入り込む構造をしています。また、クモ膜と軟膜の間をつないでいるのは、コラーゲンからなる膠原線維のクモ膜小柱です。

キーワード

クモ膜下腔
クモ膜下腔の小柱は、無数に入り乱れた形で軟膜とクモ膜を結んでいる。クモの網に似ているというのは、この様子のこと。

メモ

脳頭蓋
頭頂骨と側頭骨が左右に1対あるため、脳頭蓋を構成する6種類の骨は計8個になる。

顔面頭蓋
上顎骨、口蓋骨、頬骨、鼻骨、涙骨、下鼻甲介は左右に1対ずつあるため、顔面頭蓋を構成する9種類の骨は計15個となる。

頭蓋骨（側面）

脳頭蓋と顔頭蓋を合わせた頭蓋は計23個の骨で構成されている。下顎を除くすべての骨が縫合によって互いに連結され、ほとんど動くことはない。

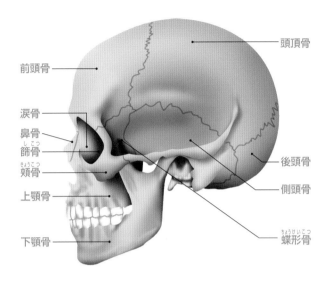

頭頂骨

前頭骨

涙骨

鼻骨

篩骨（しこつ）

頬骨（きょうこつ）

上顎骨

下顎骨

後頭骨

側頭骨

蝶形骨（ちょうけいこつ）

脳を取り巻く骨格と膜（断面）

脳は実質は3層の膜に包まれている。硬膜は3層のうちで最も硬く、軟膜は脳の表面に直接密着したごく薄い膜となっている。

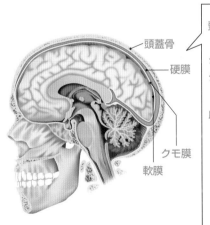

頭蓋骨

硬膜

クモ膜

軟膜

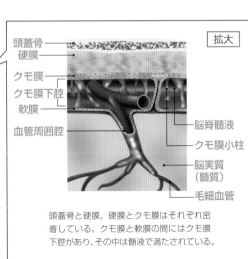

拡大

頭蓋骨

硬膜

クモ膜

クモ膜下腔

軟膜

血管周囲腔

脳脊髄液

クモ膜小柱

脳実質
（髄質）

毛細血管

頭蓋骨と硬膜、硬膜とクモ膜はそれぞれ密着している。クモ膜と軟膜の間にはクモ膜下腔があり、その中は髄液で満たされている。

脳室の構造

POINT
- 脳の中には側脳室、第3脳室、第4脳室と呼ばれる脳室がある。
- 4つの脳室は、空間孔を通じてすべてつながっている。
- 脳と脊髄を保護する脳脊髄液は脳室の脈絡叢でつくられる。

互いに交通する4つの部屋

　人間にとって最も重要な器官である脳を、頭蓋の中での摩擦や衝撃から守ってくれるのが脳脊髄液（髄液）です。この髄液を生成し、満たしているのが脳室と呼ばれる空隙です。脳室は、神経管の内腔が変化したもので、脳が発達するにしたがってできた神経管のくびれです。

　脳室には、側脳室、第3脳室、第4脳室があります。そのうち、側脳室は左右に1つずつあるため、脳の中にはぜんぶで4つの脳室が存在しています。脳室の大きさや形はそれぞれ違いますが、そのすべてが通路でつながっているのも特徴です。脳室の位置は、大脳を最上位に、脊髄に向かって上から側脳室、第3脳室、第4脳室と続いていきます。側脳室から第3脳室へと向かう場所には室間孔（モンロー孔）と呼ばれる通路が、第3脳室と第4脳室の間には中脳水道と呼ばれる通路があります。それぞれの脳室の内壁を形成するのは、上衣細胞と軟膜です。その表面で、毛細血管を伴いながら突出した部分は、脈絡叢と呼ばれ、ここでも髄液を産生しています。脳室はすべてつながっているため、脈絡叢でつくられた髄液も、側脳室から第3脳室、第3脳室から第4脳室へ、と流れていきます。各所をめぐった髄液は、最後には、静脈洞に吸収されます（P.28参照）。髄液は吸収されても、新しいものが次々と産生されて循環するため、脳と脊髄の中は常に新鮮な髄液で満たされています。

　脳室は、腫瘍や血腫、外傷などによって形状が変わることがあります。そのため、脳室の形状は、疾患の重要な判断材料となります。

試験に出る語句

脈絡叢
脳室内にある器官。脳脊髄液を産生する。脈絡叢が1日につくり出す髄液の量は1日におよそ500mlで、産出速度はほぼ一定である。

メモ

神経管
神経管は、中枢神経系を構成する脳・脊髄の原基。脊椎動物および原索動物の発生初期に脊索の背側に神経板から形成される管状体である。

中脳水道
中脳水道は中脳を貫通しており、その横断面では中脳水道を境に背側（断面上側）を中脳蓋、腹側（断面下側）を中脳被蓋と呼ぶ。

脳室の構造

脳室と呼ばれる空間がある。それぞれは完全に独立しているわけではなく、側脳室は第3脳室と、第3脳室は第4脳室とつながっている。脈絡叢は、各脳室内に突出し、髄液を産生する。

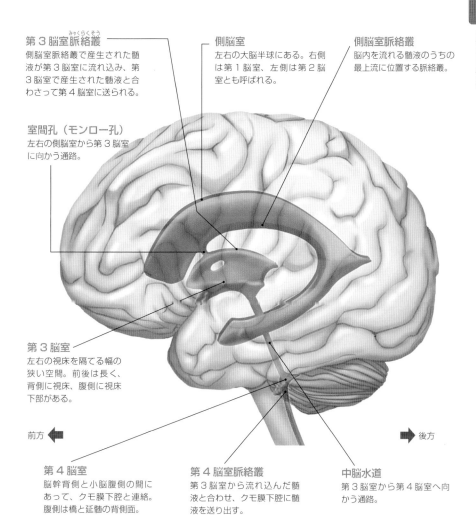

第3脳室脈絡叢
側脳室脈絡叢で産生された髄液が第3脳室に流れ込み、第3脳室で産生された髄液と合わさって第4脳室に送られる。

側脳室
左右の大脳半球にある。右側は第1脳室、左側は第2脳室とも呼ばれる。

側脳室脈絡叢
脳内を流れる髄液のうちの最上流に位置する脈絡叢。

室間孔（モンロー孔）
左右の側脳室から第3脳室に向かう通路。

第3脳室
左右の視床を隔てる幅の狭い空間。前後は長く、背側に視床、腹側に視床下部がある。

前方　⬅

⮕　後方

第4脳室
脳幹背側と小脳腹側の間にあって、クモ膜下腔と連絡。腹側は橋と延髄の背側面。

第4脳室脈絡叢
第3脳室から流れ込んだ髄液と合わせ、クモ膜下腔に髄液を送り出す。

中脳水道
第3脳室から第4脳室へ向かう通路。

脳と神経の基本　脳室の構造

脳脊髄液と循環

● 脳室と脊髄を満たしている脳脊髄液は1日約500mlつくられる。

● 髄液は常に循環し、脳内をめぐった後は静脈洞に吸収される。

● 脳や脊髄の病気診断には髄液検査が用いられる。

常に循環している無色透明の液体

　脳室と脊髄を流れている脳脊髄液（髄液）の成分は、無色透明、無臭で化学組成は血漿と似ています。しかし、血漿と違い、たんぱく質はほとんど含みません。これらの髄液が常時循環しながらそれぞれの空間を満たしていて、そのうち脳室内には常時約30ml、クモ膜下腔には約110mlの髄液が存在しています。脈絡叢でつくられる髄液の量は1日におよそ500mlなので、脳内の髄液は1日に3〜4回の割合で入れ替わる計算です。

　髄液は、脳室からクモ膜下腔、静脈洞へと、一定方向にしか流れず、逆流はしません。これは、脳内に有害な物質が発生しても、静脈洞に吸収される形ですぐに取り去ることができるようにするためです。循環を終えた髄液は、クモ膜顆粒と呼ばれる排出装置を通って静脈洞の静脈血と合流し、内頸静脈へと送り出されます。また、全身の血液と髄液の間には血液髄液関門と呼ばれる機構があり、血液から髄液に流入できる物質は制限されています。そのため、血液の組成に変化が起こっても、脳は影響を受けにくくなっています。

　しかし、脳や脊髄に腫瘍や出血などの異常が発生した際には、髄液が変化することもあります。そこで、脳や脊髄の病気を調べるための髄液検査が発達しました。髄液を採取する方法には、腰椎穿刺法、後頭下穿刺法、脳室穿刺法などがありますが、最も一般的なのは腰椎穿刺法です。髄液の異常として多いのは水頭症などによる頭蓋内圧の上昇です。頭蓋内圧が上昇すると脳の実質も圧迫され、頭痛、嘔吐、神経の麻痺などさまざまな症状を呈する恐れがあります。

試験に出る語句

脳脊髄液
脳室内やクモ膜、軟膜間を満たしている無色透明の液体。脳室で生成されて循環し、脳脊髄の保護、栄養補給などの働きをする。

静脈洞
大静脈が合流する部分。静脈血を心臓の右心房に送り込む働きをする。

クモ膜顆粒
クモ膜が肥厚し硬膜と融合して硬膜静脈洞に突起状に飛び出した部位。髄液の排出装置としての役割を担う。

キーワード

血液髄液関門
血液から髄液への物質の移動を選択的に行なっている部位。主に脈絡叢毛細血管がその機能を果たす。

腰椎穿刺
腰椎間から脊髄腔へ針を穿刺し、脳脊髄液圧検査と液採取のために行なう穿刺法の一つ。通常は患者を側臥位とし、脊柱を強く前屈させて管針を刺し込む。

髄液の循環のしくみ

髄液は脳室の脈絡叢で産生され、側脳室→モンロー孔→第3脳室→中脳水道→第4脳室→ルシュカ孔・マジャンディー孔→クモ膜下腔と循環し、最後は静脈洞へ吸収される。

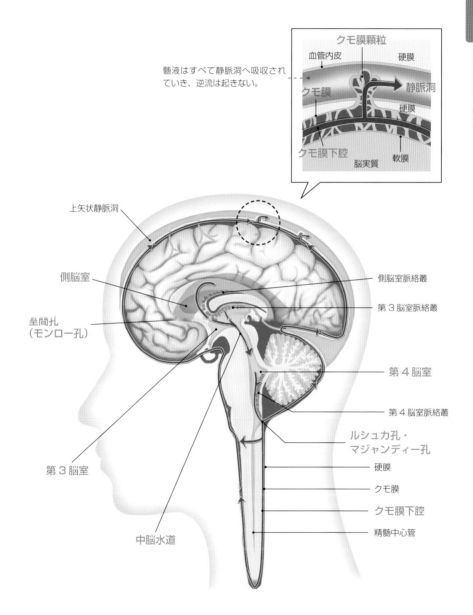

クモ膜顆粒

血管内皮　　　　　　　　硬膜

髄液はすべて静脈洞へ吸収され
ていき、逆流は起きない。

クモ膜　　　　　　　静脈洞

硬膜

クモ膜下腔　　　軟膜

脳実質

上矢状静脈洞

側脳室

室間孔
（モンロー孔）

第3脳室

中脳水道

側脳室脈絡叢

第3脳室脈絡叢

第4脳室

第4脳室脈絡叢

ルシュカ孔・
マジャンディー孔

硬膜

クモ膜

クモ膜下腔

精髄中心管

脳と神経の基本

脳に栄養を与える血管

POINT
- ●ほかの部位と同様、脳にも血液が酸素や栄養を供給している。
- ●膨大な数の細胞が集まる脳は、大量の酸素と栄養を必要とする。
- ●血液の供給は、総頸動脈と鎖骨下動脈が行なっている。

脳の各部位を養う動脈が複雑に走行

脳に血液を供給しているのは総頸動脈と鎖骨下動脈で、頸部から頭部へ上行しています。総頸動脈は、さらに頸部で、内頸動脈と外頸動脈に分枝しながら上行します。

外頸動脈は、顔面の各部、頭部の皮下、硬膜などに分布します。内頸動脈は、側頭骨にある頸動脈管を経由し頭蓋腔へと入ります。そして、眼窩に眼動脈を出した後、前大脳動脈と中大脳動脈に枝分かれしながら脳に分布します。

一方、鎖骨下動脈からは椎骨動脈が分枝します。そして、頭蓋骨の底部にある大後頭孔から頭蓋腔に入り、左右の椎骨動脈が再び合流すると、脳底動脈となります。脳底動脈は、延髄と橋に枝を出しながら、橋と中脳の境界で再度枝分かれし、左右の後大脳動脈となります。脳表面に分布する血管は、皮質枝と呼ばれる血管に分枝し、クモ膜下腔を走って皮質内に入ります。

一部の血管が損傷しても血流を保つ輪状構造

脳の底面は、動脈が下垂体と視交叉を取り囲むようにして輪の形を成しているのが特徴で、これは、ウィリス動脈輪（大脳動脈輪）と呼ばれています。後大脳動脈と内頸動脈の間を結ぶのは後交通動脈です。左右の前大脳動脈は、前交通動脈が連絡することで、全体で輪のような形状となっています。脳底面の動脈が輪を形成しているのは、一部の動脈が損傷や閉塞などを起こしても、ほかの動脈によって血流を補うことができるようにしておくためです。また、脳底部から脳実質へと直接入り、間脳や大脳基底核に血液を送るのが中心枝です。

試験に出る語句

前大脳動脈
頭蓋の底部で内頸動脈から分かれ、前頭葉や頭頂葉など大脳の前部に血液を供給する。左右一対あり、前交通動脈によって連結。

中大脳動脈
ウィリス動脈輪の枝の一つ。大脳の側頭葉域に栄養を届ける。前大脳動脈と共に内頸動脈からの直接の枝であり、後大脳動脈とは、後交通動脈で連絡される。

後交通動脈
ウィリス動脈輪を形成する血管の一つで、内頸動脈と後大脳動脈を連絡している。

椎骨動脈
左の椎骨動脈は左鎖骨下動脈に、右の椎骨動脈は右鎖骨下動脈に由来し、第6頸椎から第1頸椎にかけて存在する左右の横突孔内を下から上に貫通。椎骨動脈が栄養を届ける器官には、延髄、橋、小脳、中脳、間脳後部、大脳の後頭葉および側頭葉などがある。

頸部から脳にかけての動脈

内頸動脈は、心臓血管である上行大動脈から分枝してできる左右の総頸動脈から分枝した動脈。内頸動脈から分かれる血管として、眼動脈、後交通動脈、前脈絡叢動脈、前大脳動脈、中大脳動脈がある。

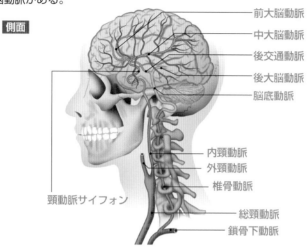

側面

- 前大脳動脈
- 中大脳動脈
- 後交通動脈
- 後大脳動脈
- 脳底動脈
- 内頸動脈
- 外頸動脈
- 椎骨動脈
- 頸動脈サイフォン
- 総頸動脈
- 鎖骨下動脈

脳底面の動脈分布

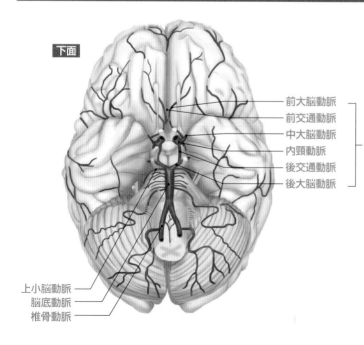

下面

- 前大脳動脈
- 前交通動脈
- 中大脳動脈
- 内頸動脈
- 後交通動脈
- 後大脳動脈

ウィリス動脈輪
内頸動脈と椎骨動脈の枝が連絡し形成された輪状の血管網。後大脳動脈と内頸動脈に、連絡管の後交通動脈、前交通動脈がつながって形成されている。

- 上小脳動脈
- 脳底動脈
- 椎骨動脈

31

血液脳関門とは

脳と神経の
基本

POINT
- ●血液脳関門は、血液と髄液との間で行なわれる物質交換を制限する防御システム。
- ●神経細胞を有害物質から守り、逆に必要な物質は積極的に通す。
- ●物質の選別は、血管内側の細胞表面にあるたんぱく質が行なう。

内皮細胞の密着結合によるフィルタリング機能

　脳には、栄養や酸素をはじめ、さまざまな物質が血液を通して送り込まれます。このとき、脳に有害な物質が入るのを防ぐ血管の機能が、血液脳関門です。

　血液脳関門は、脳毛細血管が備える機能ともいえます。これらは、内皮細胞同士の密着結合と、グリア細胞でできており、結合組織を構成しているのは、クローディン、オクルディンなどのたんぱく質です。また、一部の内皮細胞には周皮細胞が接着し、その大部分をアストロサイトの突起が覆っています。毛細血管内皮細胞の機能をコントロールしているのは、リンパ球やマクロファージ、神経膠細胞から放出されるサイトカイン（免疫システムの細胞から分泌されるたんぱく質）です。

　血液脳関門では、このような構造と機能の特徴によって、不都合な物質が中枢神経へ流出することを防いでいます。例えば、アミノ酸やグルコースなどの神経活動に有益な栄養素は、脳内に選択的に輸送されますが、多くの物質は脳内に自由に入ることができません。一方、内皮細胞内に入ってしまった毒物・薬物は、脳毛細血管内皮細胞に発現するＰ糖たんぱく質などの排出トランスポーターが、血中へ戻し、脳内への侵入を防ぎます。ただし、アルコールやカフェイン、ニコチン、抗うつ剤などは入ることができます。

　最近の研究では、単に異物の侵入を防ぐのではなく、血液脳関門が必要な物質を血液中から選択して脳に供給し、逆に脳内でつくられた物質を血中に排出するインターフェース（相互的な授受装置）であるという見方が有力になっています。

キーワード

Ｐ糖たんぱく質
分子量約18万のリン酸化たんぱく質。細胞膜上に存在して細胞毒性を有する化合物などの細胞外排出を行なう（排出トランスポーター）。血液脳関門の毛細血管内皮細胞のほか、腸や肺、腎臓の近位尿細管などに発現する。

内皮細胞
血管の内表面を構成する扁平で薄い細胞の層のこと。血液の循環する内腔と接し、血管収縮と血管拡張による血圧のコントロール、血液凝固のほか、いくつかの器官で高度に分化してフィルタリング機能に特化しているものもある。血液脳関門における場合もその一つ。

メモ

クローディン、オクルディン
いずれも細胞間結合の一つである密着結合の主要なたんぱく質。密着結合とは、隣り合う上皮細胞をつなぎ、さまざまな分子が細胞間を通過するのを防ぐ、細胞間結合の一つ。

血液脳関門のしくみと働き

血液脳関門は、異物を脳内へ侵入させにくくするだけでなく血液中の栄養物質を脳内へ供給したり、脳内でつくられた物質異物を血液中に汲み出す機能も担っている。

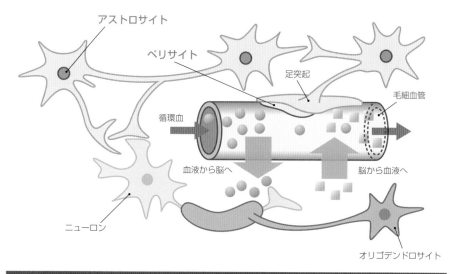

アストロサイト

ペリサイト

足突起

毛細血管

循環血

血液から脳へ

脳から血液へ

ニューロン

オリゴデンドロサイト

血液脳関門の解剖的な構造

血液脳関門の解剖学的実体は脳毛細血管であり、内皮細胞同士が密着結合で連結している。

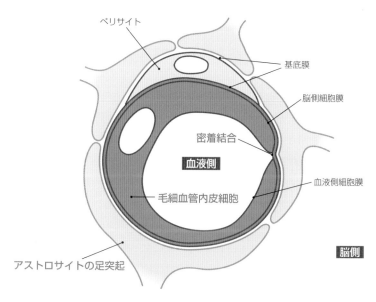

ペリサイト

基底膜

脳側細胞膜

密着結合

血液側

血液側細胞膜

毛細血管内皮細胞

アストロサイトの足突起

脳側

脳の進化

　生命維持活動の高度で複雑な機能を担う中枢神経系（脳と脊髄）も、元をたどれば原索動物（尾索類のホヤや頭索類のナメクジウオなど）にある神経管がその起源です。発生初期の神経管は1本の単純な神経腔が中心にあるだけの構造でしたが、生物が進化するにつれて脳へと発達していきました。特に変化が大きい神経管の上部は脳（大脳、間脳、中脳、後脳、髄脳）となり、下方は原形をとどめる形で脊髄となります。

　では、高度な情報処理を可能にするヒトの脳は、どのような進化の過程を経てきたのでしょうか。神経系の基本的な構造は、すべての脊椎動物でとてもよく似ています。すなわち、脳幹、小脳、大脳から成っていますが、問題はそれぞれの大きさの違いです。

　哺乳類よりも紀元の古い魚類、両生類、爬虫類の脳で大部分を占めているのは脳幹で、これが反射や餌の捕食、交尾などの本能的な行動をつかさどっています。そのぶん小脳や大脳は小さく、魚類と両生類に関していえば大脳辺縁系しか持ちません。大脳辺縁系がその進化的な古さから古皮質と呼ばれるのはそのためです。一方、爬虫類では新皮質がわずかに見られます。

　鳥類や哺乳類はそれらに比べると小脳や大脳が大きいのが特徴です。特に大脳の新皮質が発達し、感覚野、運動野など新しい機能が発達しています。霊長類はさらに新皮質が肥大化し、連合野も現れて高度な認知活動が可能です。霊長類が樹上生活を営み、視覚情報の高度な処理が必要になったことが、その発達の要因といわれています。

　こうして霊長類の中でも、最も進化したヒトは、大脳皮質の割合がさらに大きくなり、特に高度な判断や思考を司る前頭連合野が発達しました。その割合は、大脳全体の約30％を占め、体表全体に対する脳重量の割合でいうとラットの15〜20倍になります。また、肥大化した脳を効率よく収納するために、溝や回がほかの動物と比べて多くなっているのも特徴です。

第1部
脳の概要・解剖

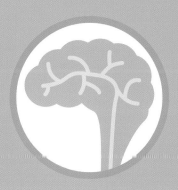

PART2
大脳と間脳

大脳の外観と各部の名称

POINT
- ●大脳は大脳縦裂により左右の半球に分かれている。
- ●大脳半球はさらに4つの葉に分かれている。
- ●大脳表面に多い灰白質はニューロンの細胞体の集まりである。

中枢神経系で多くの割合を占める脳

　大脳は、中枢神経系の中でも最も高い場所に位置しています。特にヒトの脳は発達していて、成人の大脳の重さは1300 ～ 1400gほどあります。

　外見的な特徴には、半球が左右に合わさった形をしていて、表面にたくさんのしわが寄っている点が挙げられます。半球は大脳縦裂と呼ばれる深い溝で境を成していますが、深部ではつながっており、それぞれの半球が、前頭葉、側頭葉、頭頂葉、後頭葉と、4つの「葉」と名付けられた領域に区分されます。表層の灰白質は大脳皮質とも呼ばれ、知覚、随意運動、思考、推理、記憶など、脳の高次機能をコントロールしています。

　それぞれの葉は、例えば前頭葉が運動や発話にかかわる領域、側頭葉が聴覚にかかわる領域、というように、役割分担が決まっています。頭頂葉には痛みや温度などの皮膚感覚（体性感覚）にかかわる領域があり、後頭葉には視覚にかかわる領域（視覚野）があります。

　脳の中で一般にしわと呼ばれる部位の中には、裂や溝のほかに回と呼ばれる部位があります。回は、溝と溝の間の盛り上がった部分を指します。脳のしわがどのようなパターンをつくるかは個体によって差があり、同一個体であっても左半球と右半球とでは微妙に異なっているのが一般的です。しわの状態に知能の高低が関係することはありません。前頭葉は上から順に上前頭回と中前頭回、下前頭回に分けられ、前頭葉と頭頂葉の境目（中心溝）を挟んだ回には中心前回、中心後回という名前がつけられています。

大脳半球の外観

3つの図は、それぞれ大脳半球を側面、上面、脳幹と小脳を取り除いた下面から見たもの。
下面から見ると、大脳に覆われるように中央に位置する大脳辺縁系が確認できる。

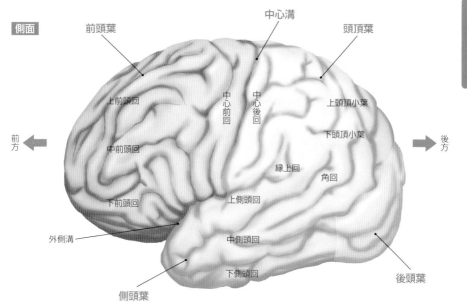

側面

前頭葉　　　　　　　　　中心溝　　　　　　頭頂葉

上前頭回　　　中心前回　　中心後回　　　上頭頂小葉

前方

下頭頂小葉

中前頭回

縁上回　　　角回

下前頭回　　　　　　上側頭回

外側溝

後方

中側頭回

下側頭回

後頭葉

側頭葉

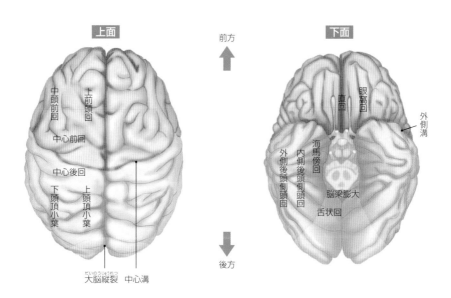

上面

前方

中前頭回　　上前頭回

中心前回

中心後回

下頭頂小葉　上頭頂小葉

だいのうじゅうれつ
大脳縦裂　中心溝

後方

下面

直回　　眼窩回

外側溝

海馬傍回
外側後頭側頭回　内側後頭側頭回

脳梁膨大

舌状回

37

大脳と間脳

大脳の内側面と断面

POINT
- ●大脳の表面に灰白質があり、高度な知的活動を担っている。
- ●大脳の中側に多い白質では、神経線維の束が走行している。
- ●外側溝の内部には情動に関係する島が埋没している。

大脳皮質全体の3分の1を占める前頭葉

　左右の大脳半球をちょうどその境目（正中矢状面）で分けると、大脳の内側面が現れます（右頁上図）。

　内側面上部で大きな面積を占めるのは、大脳皮質全体の3分の1を占めている前頭葉の内側前頭回や、縁溝、頭頂後頭溝、頭頂下溝に囲まれた回の一つである楔前部です。楔前部は後頭葉の一部である楔部の前上方、脳梁の辺縁を前後方向に走る脳回で、大脳辺縁系の各部位を結びつける役割を担っています。

　こうした回に包まれるようにして内側面の中心付近に見えるのが大脳辺縁系です。大脳辺縁系は記憶をつかさどる海馬や、自律神経機能に関与する脳梁などが属する部分の総称。帯状回は、矢状方向(体の前後方向)で脳梁に沿いながら、前部帯状回、後部帯状回、海馬傍回を結びつけています。また、葉以外にも、島と呼ばれる皮質領域が外側溝奥にあります。

灰白質にはニューロンが集まっている

　大脳の断面を見ると、色の濃い部分と薄い部分があるのが分かります。色の濃い部分が灰白質で、この部分にはニューロンの細胞体が集まっています。したがって、大脳表面の大脳皮質も、灰白質ということになります。その厚さは場所によって異なりますが、1.5〜4.0mmほどで、全体から見れば薄い層です。これらの細胞体は規則正しい層構造を成して並んでおり、発生学的な観点から古皮質と新皮質に区分されています。色の薄い部分は白質と呼ばれ、ここには神経線維の束が走行しています。

 試験に出る語句

大脳皮質
大脳半球の表層部に集まる灰白色の神経細胞。灰白質ともいい、100億を超える神経細胞が層をつくって配列されている。

白質
脳では灰白質の内側に位置する有髄線維の集まり。大脳皮質に対して大脳髄質とも呼ばれる。

 キーワード

脳梁
大脳半球内側面で、左右の半球を連結する神経線維束。白色の厚い板状で、前方より膝部、幹部、膨大部から成る。

帯状回
大脳辺縁系の各部位を連結し、感情の形成や処理、学習と記憶に関与する。

海馬傍回
側頭葉の内側に位置し、海馬への情報を伝達する際の中継路として機能している。

大脳の内側面（正中矢状面）

脳を正中で切断すると、脳の内側面が現れる。主要部位がすべて見えるため、全体の構造が分かりやすくなる。

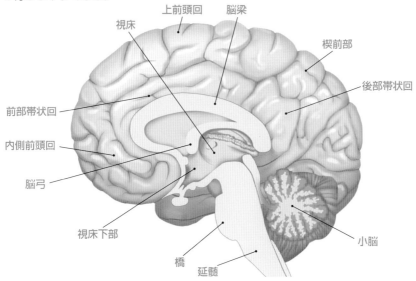

- 上前頭回
- 脳梁
- 視床
- 楔前部
- 後部帯状回
- 前部帯状回
- 内側前頭回
- 脳弓
- 視床下部
- 橋
- 延髄
- 小脳

大脳半球深部の島

前頭葉と側頭葉の境をなす外側溝を開いた内部で、大脳半球に埋没している島も確認することができる。

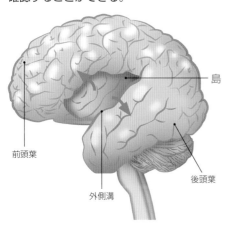

- 島
- 前頭葉
- 外側溝
- 後頭葉

脳の冠状断面

神経細胞の灰白質が外側で薄い層をつくり、その奥に神経線維束の白質がある。

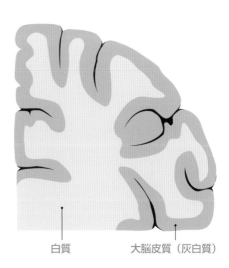

- 白質
- 大脳皮質（灰白質）

脳と脊髄の灰白質と白質

大脳と間脳

POINT
- 灰白質は、神経細胞の細胞体が存在している部位。
- 白質には細胞体がなく、有髄神経線維だけが集まっている。
- 脳と脊髄の神経組織は、神経細胞とグリア細胞とで構成されている。

大脳の表面が知的活動の大本を支える

大脳の中でも、知的活動を支えるうえで最も重要な部位が**大脳皮質**です。この大脳皮質を構成する、神経細胞の密集した部分が**灰白質**です。

大脳皮質はさらに原皮質、古皮質、新皮質に分かれます。そのうち新皮質は第Ⅰ～Ⅵ層と呼ばれる6つの層で構成されています。これらの層は縦に重なる円柱状をしており、数多くの円柱が一組ずつの単位となって、それぞれ情報処理を行ないます。大脳新皮質における円柱の直径は、およそ0.5～1mmほどです。

灰白質を取り巻く、神経線維が密集した部分は、白質と呼ばれます。白質には髄鞘を持つ有髄神経線維と、持たない無髄神経線維とがありますが、多くは有髄神経線維です。また、情報の出力部に当たる軸索が白質には豊富に存在しています。

一方、脊髄にも**灰白質と白質**があります。ただし、内側に灰白質が多く、周りを白質が取り巻く形になっている点は脳と逆の構造です。脊髄の灰白質領域では異なる機能区分がなされており、それぞれ前角、後角、側角という名前がついています。前角は主として運動ニューロン、後角は感覚ニューロン、側角は**自律神経**の集まっている部分です。

脊髄の白質領域は、そこより上の中枢と下方の末梢との情報のやりとりをつなぐ働きを担います。情報の中枢に情報を伝える白質は**上行性線維**、下方に情報を伝える白質は**下行性線維**の通り道です。脊髄を上・下行する長い軸索にも、部位ごとに前索、後索、側索という名前がついています。

 試験に出る語句

灰白質
神経細胞が集まって神経が相互に接合している部位。灰白色をしているため、この名がある。大脳、小脳では皮質として白質を取り巻き、脊髄では灰白質が白質に取り巻かれた構造をしている。

白質
脳や脊髄において、神経線維が密集した部分。主に有髄神経線維で、伝導路が通過する部位でもある。

メモ

大脳新皮質の円柱の数
大脳新皮質の円柱の数は、大脳全体でおよそ数百万個と考えられている。

大脳新皮質の円柱構造

大脳の表面は、大脳皮質と呼ばれる厚さ３mmほどの灰白質で覆われており、それらはさらに原皮質、古皮質、新皮質に区分される。大脳新皮質は６つの層を１つの単位とする円柱構造で、それぞれが専門の情報処理を行なう。

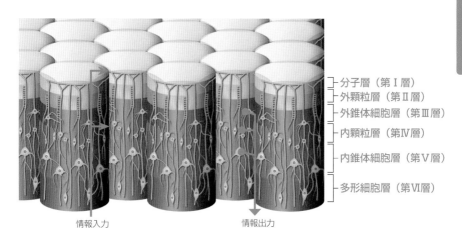

分子層（第Ⅰ層）
外顆粒層（第Ⅱ層）
外錐体細胞層（第Ⅲ層）
内顆粒層（第Ⅳ層）
内錐体細胞層（第Ⅴ層）
多形細胞層（第Ⅵ層）

情報入力　　　　　　情報出力

脊髄の灰白質と白質

脊髄の中心部は神経細胞から成る灰白質。大脳の灰白質や白質とは、構造が逆になっている。

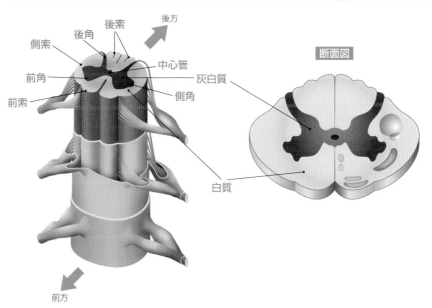

後方
後索
後角
側索
中心管
前角
灰白質
前索
側角
白質

断面図

前方

41

左右の大脳半球はアシンメトリック

大脳と間脳

POINT

●右半身の末梢神経は左半球に、左半身の末梢神経は右半球に投射される。
●一般に左半球は言葉や計算などの論理的思考をつかさどる。
●右半球は非言語的な機能を担うと考えられている。

左右の大脳で別々の機能を分担する

人間の体は概ね左右対称ですが、脳は大脳縦裂を境として左右に分割され、左右それぞれで異なる働きを担っています。また、多くの場合、右半身の末梢神経は左半球に、左半身の末梢神経は右半球に投射されることも分かっています。

脳の中で特に左右の機能差が明らかなのが大脳です。大脳は左右の半球に分かれ、さらに前頭葉、頭頂葉、側頭葉、後頭葉にも分かれ、各葉がさまざまな機能を受け持っています。左右両側の脳に存在しながら、それぞれ体の反対側を支配しているものには運動神経や感覚神経などがあります。

これに対して、左右どちらかだけに局在しているのが言語中枢です。言語中枢は、右利きの人の90%以上で左側に、左利きの人でも約70%が左側に存在しているといわれています。

優位半球は論理的思考が得意

このような言語中枢を有する側は、一般に優位半球と呼ばれています。したがって、多くの人で、優位半球は左半球を意味します。優位半球は計算や言語など、主に論理的な思考を受け持つ中枢が集まっていると考えられています。これに対して右半球は、感性に関係する処理を行なう中枢が集まっていると考えられています。感性には、例えば、空間や人の顔を認識するといった処理が相当します。ただし、実際には左右が独立して活動しているわけではなく、脳梁と呼ばれる太い連絡線維によって、反対側の脳と連絡しながら複雑な処理を行なっています。

 試験に出る語句

言語中枢
言語の理解と生成の機能を担う大脳の部位。主に大脳の左半球で、話すための筋肉運動の統合を行なう前言語野と上言語野、言語理解をつかさどる後言語野などが設定されている。

 メモ

優位半球
言語中枢がある方の半球のこと。その場合、反対側の脳を劣位半球と呼ぶこともある。

感性に関係する処理
劣位半球において行なわれる。感性に関係する処理としては、このほかに音楽的な能力なども挙げられる。

大脳の非対称性

大脳半球の機能には左右で差があり、言語的、論理的思考をつかさどる側は優位半球、反対側は劣位半球と呼ばれる。一般的には左半球が優位半球であることが多い。また、左右両方に存在する運動神経や感覚神経においても、左右の脳で交叉的に反対側の体をつかさどる。

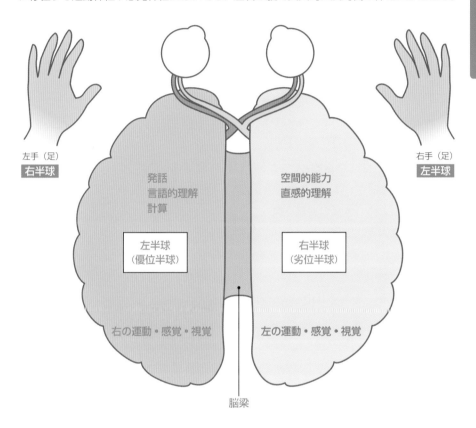

左手（足）
右半球

右手（足）
左半球

発話
言語的理解
計算

空間的能力
直感的理解

左半球
（優位半球）

右半球
（劣位半球）

右の運動・感覚・視覚

左の運動・感覚・視覚

脳梁

COLUMN

利き手を変えても「優位半球」は変わらない

　右利きの人の、およそ90%は左側の大脳を優位半球としているといわれます。これに対し、左利きの人の優位半球は、右側と左側の割合がほぼ同じです。利き手が左利きの人の割合は全体の10%前後とされているので、大多数の人の優位半球が左側にあることは明らかです。では、子どものころに左利きを右利きに矯正した人はどうなるのでしょうか？　実は、優位半球は生まれつきのまま変わりません。訓練によって左手で持っていたものを右手に持ちかえたとしても、本質的には左利きは左利きのまま。身体上の習慣が優位半球の位置を変えることはありません。

大脳皮質の機能局在性

大脳と間脳

POINT
- 大脳皮質は部分ごとに違う機能を担い、「野」という単位に分類される。
- 大脳皮質の機能は大きく運動野、感覚野、視覚野、聴覚野、連合野に分けられる。

運動野と感覚野が平行して並んでいる

　大脳皮質は、すべての運動や感覚にどの場所も等しく関与しているわけではありません。運動の計画や実行をつかさどる運動野、皮膚からの刺激を受けて感覚を生じる感覚野、聴覚に関与する聴覚野、視覚に関与する視覚野、それらを除いた高次機能をつかさどる連合野というように、いくつかの領域に分かれています。さらに、運動野と感覚野は、その中の細かな領域ごとに、体の各部の機能を担っています。こうした機能別の分布を、大脳皮質における機能局在性といい、それを具体的に図示したのがペンフィールドマップ（右頁上図）です。

　この図では、運動野と感覚野は、顔、上肢、下肢、体幹などの各領域が、それぞれ中心溝を間にして並行に並んでいることが分かります。例えば、足の運動に対応する大脳皮質が損傷すると、足の動きに障害が発生します。

ヒトの高次な機能をつかさどる連合野

　連合野は、ヒト特有の認知や思考に関係する領域として発達しています。運動野や感覚野からの情報を処理して、判断や緻密な運動など高度な機能を統合すると考えられています。前頭葉にある前頭連合野は、前頭葉の運動野より前方の領域として、行動の決定、結果の予測、抽象的な思考をつかさどります。頭頂葉にある感覚野の後方から、後頭葉の視覚野前方にかけての領域である頭頂連合野は、空間や身体の認識に関与しています。側頭葉の聴覚野を除いた領域にある側頭連合野は、物体の認知や、時間や場所、そのときの感情を含んだエピソード記憶などに関与しています。

試験に出る語句

運動野
骨格筋に随意運動の命令を出す大脳皮質の領域。主に、側頭葉の中心溝前側に位置する部位である。

感覚野
皮膚からの刺激を、感覚神経を通して受け取り、感覚を生じる大脳皮質の領域。頭頂葉の中心溝背側に位置する部位。

メモ

物体の認知
外界から得た視覚情報を、自分の中にある記憶と照らし合わせながら、それが何であるかを認識する処理プロセスのこと。

エピソード記憶
エピソード記憶は、個人的な1回限りの体験に基づく脳の学習システム。これに対し、事物や概念の記憶と関係しているのは、意味記憶と呼ばれる学習システムである。

運動野と感覚野の機能局在性（ペンフィールドマップ）

カナダの脳神経外科医、ワイルダー・ペンフィールドが作成した大脳皮質の詳細な地図。
脳に直接電気刺激を与えるという方法で、それぞれの機能を特定した。

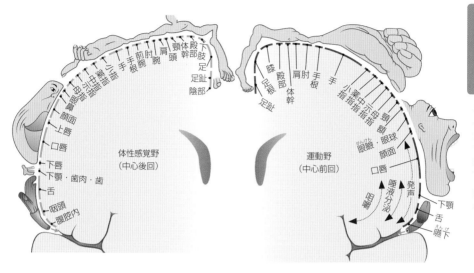

高次機能を支配する3つの連合野

大脳皮質のうち、感覚野や運動野以外の領域が連合野。認知や判断、記憶、緻密な運動など、ヒト特有の高度な機能を統合すると考えられている。

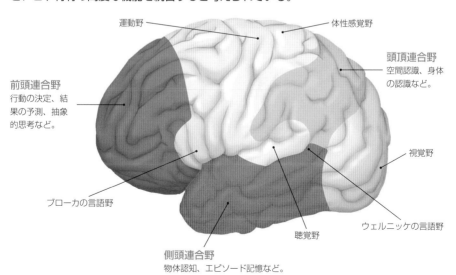

運動野

体性感覚野

頭頂連合野
空間認識、身体の認識など。

前頭連合野
行動の決定、結果の予測、抽象的思考など。

視覚野

ブローカの言語野

ウェルニッケの言語野

聴覚野

側頭連合野
物体認知、エピソード記憶など。

45

大脳の各部を結ぶ線維

●左右の大脳半球を結ぶ神経線維群を交連線維という。
●半球同側内の各領域を結ぶ神経線維の束は連合線維という。
●連合線維には短い線維と長い線維がある。

大脳の各領域をつなぐ神経線維の束

　中枢は、大脳を中心に各部位が相互に連絡し、協力しながら機能しています。その連絡役を果たしているのが神経線維です。神経線維には、中枢から末梢へ情報を運ぶ遠心性線維や、末梢から中枢へ情報を運ぶ求心性線維など、役割によってさまざまな線維が存在します。また、左右の大脳半球の皮質間を連絡する神経線維は交連線維、同側半球内の皮質間を連絡する神経線維は連合線維と呼ばれています。

　交連線維は、それぞれの半球が受け取った情報を交換し合いながら、心的統合を保つ働きをしています。最大の交連線維は大脳縦裂の底部にある脳梁で、左右の大脳半球の主に新皮質を相互に連絡しています。また、前交連は、左右の辺縁皮質および側頭葉皮質を結んでいます。

　連合線維は、同側半球内の神経細胞同士を連絡し、情報を集めてまとめたり、過去の記憶に照合して判断を下したりする統合的な機能を果たしています。隣接する脳回をつなぐ短い線維と、異なる領域にまたがる長い線維の２種類があり、長い線維には、上縦束、弓状束、鈎状束などがあります。上縦束は、一組の双方向性の神経束で大脳の前部と後部を連絡。それぞれの連合線維束は大脳半球の卵円中心の側面を通り、前頭葉、後頭葉、側頭葉、頭頂葉をつないでいます。弓状束は、上側頭回の尾側と上側頭溝から外側溝の尾側の周りを経て、背側前頭前皮質に投射。上側頭回と前頭前皮質を接続していることから、音声情報の転送に関与していると考えられます。鈎状束は、外側溝の下部を横切り、前頭葉の脳回と側頭葉の前端を接続しています。

 試験に出る語句

交連線維
左右の脳を結ぶ線維群。脳梁と前交連のほかには、脳弓交連、海馬交連、後交連、手綱交連などがある。

連合線維
同側の大脳半球の異なる領域をつなぐ線維。隣接する脳回をつなぐ短い連合線維と、異なる領域にまたがる長い連合線維が存在する。

 メモ

弓状束
側頭頭頂連結部の後部と脳の前頭皮質を結ぶ弓状束は、上縦束の一部と考えられている。

大脳の各部を結ぶ線維

交連線維は左右半球の皮質間を連絡する線維。連合線維は同側半球内の皮質間を連絡する線維で、異なる領域にまたがる長い線維のほかに、隣接する脳回をつなぐ短い線維もある。

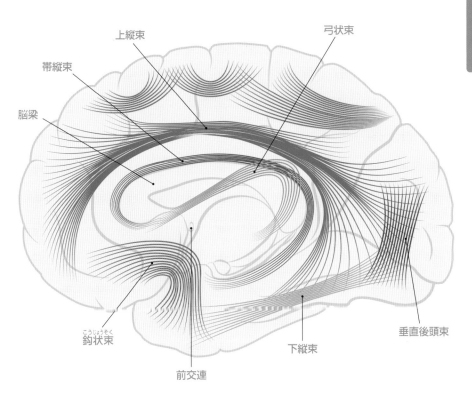

上縦束

弓状束

帯縦束

脳梁

鉤状束
こうじょうそく

前交連

下縦束

垂直後頭束

弓状束の障害と失語症

　高次脳機能障害の一つに、言葉を理解したり話したりできなくなる失語症があります。主な原因として考えられるのは、脳出血や脳梗塞などの脳血管障害による言語野の損傷ですが、このほかに弓状束の障害によって失語症が起きるケースもあります。これは、弓状束が運動性言語中枢であるブローカ野と言語の理解にかかわるウェルニッケ野を接続しているためで、このような情報伝達経路の障害による失語症は伝導性失語と呼ばれ、聞いた内容の理解や自発的な発話は可能ですが、聞いた話の復唱が困難になります。

損傷した機能を補完する機能

大脳と間脳

POINT
- 脳の神経回路が損傷すると、運動機能の一部が失われる。一方で、反対側の神経回路が失われた機能を補完する。
- 皮質脊髄路の傷害は赤核脊髄路で代償される。

リハビリによって徐々に運動機能が回復する

　感覚器から入ってくる複雑な情報を処理し、体の高次機能を制御している脳。この脳が傷害を受け、神経回路が破壊されてしまうと、手足の麻痺をはじめとする深刻な**後遺症**が発生する恐れがあります。大脳半球は、それぞれの位置とは逆側の体の運動機能をつかさどっているため、左右どちらかの脳が損傷すれば、それとは反対側の体に障害が発生するという特徴があります。また、一般に脳や脊髄は、一度損傷すると再生できないと考えられています。

　ところが、そうした障害がリハビリテーション（治療的訓練）によって、ある程度回復するケースも少なくありません。そこで想定されるのが、傷害した機能を、傷害していない神経回路が補完するという仮説です。これは脳の可塑性と呼ばれます。

　例えば、脳腫瘍や脳卒中で一部の機能が失われた人でも、回復する例があります。失われた機能を、脳の中のどの部分が補完しているかはまだ解明されていません。しかし、脳の体性感覚や運動の体部位再現が変化（再配置）することは、いくつかの動物実験でも実証されています。また、機能を補完している部分を損傷させると、回復した機能は再び失われることも実験で明らかになりました。例えば、サルを使った別の実験では、**皮質脊髄路**の傷害によって失われた運動機能が回復した場合でも、**赤核脊髄路**を同時に傷害すると機能が回復しませんでした。これは、赤核脊髄路が、皮質脊髄路の機能を部分的に補完している可能性を示唆しています。

試験に出る語句

皮質脊髄路
大脳皮質から脊髄にかけて走行する軸索（神経線維）の大きな束（伝導路）。錐体路ともいう。

赤核脊髄路
大脳から脳幹の運動神経核を経て脊髄へ下行する神経経路の一つ。脊髄前角のα（アルファ）およびγ（ガンマ）運動ニューロンに興奮または抑制性の作用をもたらす。

脳の可塑性
脳を構成する神経とその情報伝達経路は固定したものではなく、状況に応じて変化する機能があるということ。例えば片脳が脳梗塞を発症してもさほど麻痺を生じなかった例は、脳梗塞を発症した大脳半球の働きを健側の大脳半球と病側の小脳半球が肩代わりしていることを示す。

運動機能の補完を示唆する実験

大阪大学大学院山下教授らの研究によると、マウスの大脳皮質運動野のうち片側の皮質脊髄路を損傷させると、反対側の足に重度の運動障害が起こった。数週間後、損傷部とは反対側の皮質脊髄路が新たな神経回路を形成して、運動機能を回復させた。

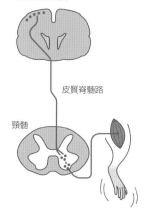

①健常時…皮質脊髄路が大脳半球とは反対の側の身体運動機能を制御する。

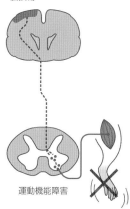

②脳損傷直後…皮質脊髄路からの連絡が途絶え、対応する運動機能に障害が起きる。

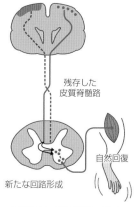

③脳障害から数週間後…損傷したのとは反対側の脳から新たな皮質脊髄回路が形成され、運動機能が回復する。

COLUMN

脳梗塞を発症したマウスの例

　近年の脳科学の研究では、脳梗塞などによって失われた脳の機能が、効果的なリハビリテーションによって回復する可能性が出てきました。

　マウスを使った実験で、脳の右半球の表面、体性感覚野の大脳皮質で脳梗塞を発症させたとき、反対側の左半球の同じ部位の神経を調べると、右半球の脳梗塞で失われた脳の機能に左半球が代わって関与することが分かりました。考えられるのは、病側と反対の左半球で脳の中の神経のつなぎ方が組み変わり、機能を代替するための新たな神経回路がつなぎ換えられた後、刺激に応じて最適な機能回復が促されたということです。

　ただし、脳の神経のつなぎ換えが実現するのは脳傷害後の1週間目から2週間目という早い期間に限られ、さらに機能回復に至るまでには脳傷害から4週間目までの間に刺激を与え続ける必要があることも判明しています。神経回路の再編と機能回復が、それぞれ異なるメカニズムで起こっている可能性が示唆されたことは、それぞれに最適なリハビリテーションが必要となることをも示します。脳傷害後の早い時期に、傷害部位とは反対側の脳を刺激する適切な方法の開発が望まれる所以です。

脳の代謝

大脳と間脳

POINT
- 脳活動のエネルギー源はグルコースである。
- 脳への栄養素は動脈からの血液によって供給される。
- 正常な脳は血流量を一定に保つ働きを持っている。

脳はエネルギー代謝を最も活発にしている臓器

　脳の質量は体重全体の2％程度です。しかし、血液の循環量は心拍出量の約15％を占め、酸素の消費量は全身の約20％、グルコース（ブドウ糖）の消費量は全身の約25％と、いずれも質量に対して非常に多くなっています。これは、脳が全身の臓器の中で、最もエネルギー代謝を活発にしているためです。脳は、エネルギー産生の基質をグルコースにほぼ一任しており、しかもほとんど貯蔵することができません。したがって、こうしたエネルギー源を常に供給してもらう必要があります。

　脳への栄養素は、主に内頸動脈と椎骨動脈からの血流で供給されます。内頸動脈と椎骨動脈は大小の枝を出して脳の各所に栄養を供給し、ウィリス動脈輪と呼ばれる環状の吻合（ふんごう）をつくって互いに連絡します。仮に、内頸動脈に血流障害が起きても、椎骨動脈によって血液は脳の全体に行き渡ります。

　一方、脳に分布する静脈の多くは、動脈に伴走せず、硬膜静脈洞に集まって内頸静脈へ流出します。廃液は脳脊髄液として脳室系の脈絡叢から産生され、クモ膜下腔を流れて最後はクモ膜顆粒もしくは脊柱管の静脈叢から静脈血へと吸収されます。

　もしも、脳組織の血流が減少してしまうと、脳は簡単に損傷してしまいます。脳には、この虚血の状態をできるだけ回避するため、血圧変動に対して血流量を一定に保つ働きがあります。これが、脳循環自動調節能です。自動調節能が正常な脳では、平均血圧が60 ～ 160mmHg の範囲になるように、脳血流量が一定に保たれています。

試験に出る語句

D-グルコース
ブドウ糖と同義。代表的な単糖で、デキストロースともいう。血液により各組織へと運ばれ、エネルギーとなる物質の一つ。

脳循環自動調節能
正常状態の脳において、血圧が著しく変化しても脳血流が一定に維持される機構。

キーワード

代謝
生体内で、生命維持活動に必要な物質が化学的に変化して入れ替わること。

虚血
末梢組織や臓器への動脈血の供給が大幅に不足した状態のこと。脳梗塞などが原因で、脳に虚血が起こると、ニューロンに不可逆的な変化が見られるようになる。

脳の循環・代謝

脳へは、椎骨動脈と内頸動脈という2対の動脈が血液を供給する（P.30 参照）。大脳の外側表面へは中大脳動脈、大脳半球の内側壁へは主に前大脳動脈が血液を供給している。

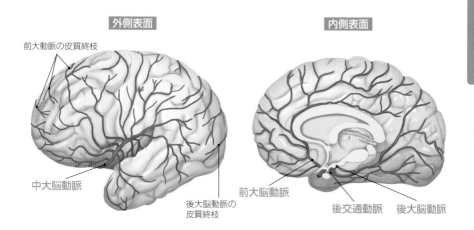

外側表面

前大動脈の皮質終枝

中大脳動脈

後大脳動脈の皮質終枝

内側表面

前大脳動脈

後交通動脈　後大脳動脈

脳循環自動調節機能

脳には、血圧の変動に対して血流を一定に保つしくみがある。正常のとき、脳血流量は平均血圧 60 〜 160mmHg の範囲で一定に保たれる。障害を生じた場合、血圧の低下に比率し、脳血流量も低下する。

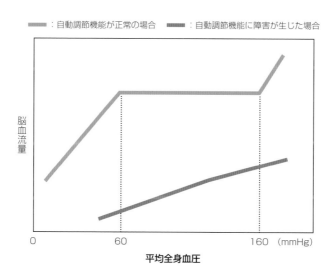

■■■ :自動調節機能が正常の場合　　■■■ :自動調節機能に障害が生じた場合

脳血流量

0　　　　　60　　　　　　　　160　　（mmHg）

平均全身血圧

51

間脳の構造

視床は中枢神経系のうちで最大の神経核

大脳と中脳の間に位置する間脳は、自律神経や内分泌系の働きを調節する脳の一部です。大脳辺縁系や大脳基底核、脳幹などと神経線維を通じて連絡し、さまざまな感覚の情報を中継しています。間脳を構成しているのは、視床、視床上部、視床下部です。

間脳の中で最も多いのは視床と呼ばれる部分で、間脳全体のおよそ80%を占めます。視床は第3脳室を挟んで左右に位置する神経核の集まりで、視床にある神経核は視床核ともいいます。左右の視床は視床間橋でつながれています。

視床核は、白質で構成される視床髄板によって、前方、内側、外側をY字に分割されています。Y字の前方部分は前核群、内側部分は内側核群、外側部分は外側核群、腹側部分は腹側核群と細かく分類され、それぞれ異なる働きを担っています。中枢神経系で最も大きな神経核の集合体である視床には、嗅覚以外の感覚情報がすべて集まっています。

視床下部は、間脳の腹側に当たり、第3脳室の側壁と底を形成する小さな部位です。ここは、自律神経系や内分泌系に関与しています。

視床上部は、視床の後背部に位置し、第3脳室の後壁を形成しています。ここには、手綱と呼ばれる、嗅覚系線維が終末している白質が含まれます。視床を後方から見ると、第3脳室にかかる手綱のように見えることから、この名前があります。同じく、視床上部にある松果体は、間脳の後方に出た突起で、睡眠に関係するホルモンを分泌する内分泌腺です。松ぼっくりに似た形状が名前の由来となっています。

試験に出る語句

視床
間脳の一部を占める卵大の灰白質。中脳と線条体の間に位置し、嗅覚以外の興奮伝導を大脳皮質へ中継する。

視床上部
第3脳室の後方の壁を形成する、広義の視床の一部。松果体、手綱、手綱三角、手綱核、後交連などから成る。

視床下部
視床の下側に位置し、下部は脳下垂体へとつながっている。自律神経系の中枢。

キーワード

視床間橋
第3脳室の内部に向かって隆起した視床の両内面が脳室を狭める中で、一部が癒着した部分を視床間橋という。

視床髄板
視床の内部をY字に分割する神経線維の集まり。それぞれの空隙には多くの神経核が詰まっている。

間脳の構造

間脳は、大脳辺縁系や大脳基底核、脳幹などと神経線維を通じて連絡し、感覚・運動・情動などの機能と関係している。

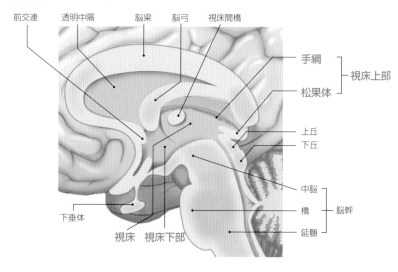

前交連　透明中隔　脳梁　脳弓　視床間橋

手綱　┐
松果体　┘視床上部

上丘
下丘

中脳　┐
橋　　├脳幹
延髄　┘

下垂体

視床　視床下部

視床の構造

視床は、間脳のおよそ80%を占めている。大脳皮質へと向かう感覚伝導路を中継するのが主な働きである。

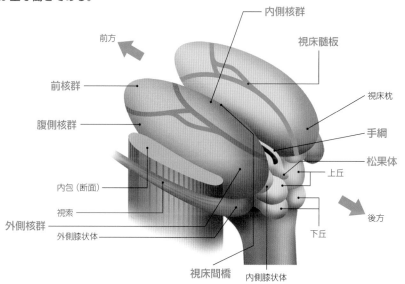

内側核群

視床髄板

前方

前核群

腹側核群

視床枕

手綱

松果体

上丘

内包（断面）

視索

外側核群

外側膝状体

後方

下丘

視床間橋　内側膝状体

53

視床下部と下垂体

大脳と間脳

POINT
- ●視床下部と下垂体は、ホルモンの分泌に関与し、身体の恒常性を維持。
- ●下垂体の前葉からは、副腎皮質刺激ホルモン、成長ホルモンなどが分泌。
- ●下垂体の後葉からは、抗利尿ホルモン、オキシトシンなどが分泌される。

体内環境の恒常性を保つ視床下部

　視床下部は、中枢の中でもごく小さな器官です。しかし、体内環境の調整という重要な役割を担い、特に自律神経系の制御にかかわっています。視床下部を構成する灰白質は、第3脳室と接している視床下部脳室周囲層、その外側の視床下部内側野、視床下部の最も外側にある視床下部外側野に分けられ、これら3つの領域にそれぞれ核群が存在しています。

　自律神経系の制御は、ホルモン系との連動によって保たれるしくみになっており、ホルモンを分泌するのは、視床下部と細い柄でつながっている分泌腺の下垂体です。自律神経系は、内臓や、血圧・血糖値・脈拍・体温などを不随意的に調整する働きを担っています。自律神経系とホルモンの分泌の連動によってこうした体内環境のバランスを保つしくみのことを、ホメオスタシス（恒常性）といいます。

視床下部と下垂体が連動して内分泌系を制御

　ホルモン系の調整を中心的に行なうのが視床下部の弓状核（漏斗核）と呼ばれる部位です。弓状核は、下垂体のホルモン分泌を促進させる放出ホルモン、もしくは抑制する放出抑制ホルモンを分泌します。これを受けた下垂体は、成長ホルモン、乳腺刺激ホルモン、甲状腺刺激ホルモン、副腎皮質ホルモン、性腺刺激ホルモンなど、さまざまなホルモンの分泌を促進したり、抑制したりします。

　また、内分泌器官である下垂体は血管が非常に発達しています。これは、分泌されたホルモンが血流に乗って効率よく全身に運ばれるようにするためと考えられます。

試験に出る語句

下垂体
下垂体または脳下垂体。多くのホルモンを分泌する内分泌器官で、脳の直下に存在する。脳の一部が伸びてぶら下がっているように見えるのが名前の由来である。

キーワード

ホメオスタシス
生物体の持つ体内諸器官が気温や湿度といった外的環境や肉体的な変化に対してバランスを保とうとすること。

弓状核
視床下部の下方にあり、下垂体のホルモン分泌に働きかけるためのホルモンを分泌する器官。その形状から漏斗核とも呼ばれる。

視床の下方に位置する神経核群が視床下部。さらにその下方の下垂体へと突出し、ホルモンの分泌を通じて下垂体に働きかけながら体内環境の調整を行なう。

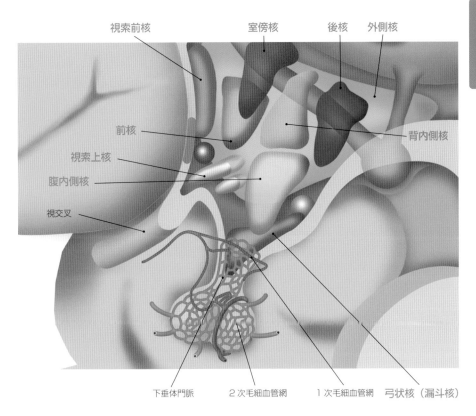

視索前核　　　　室傍核　　　後核　外側核

前核

視索上核

腹内側核

背内側核

視交叉

下垂体門脈　　　２次毛細血管網　　　１次毛細血管網　弓状核（漏斗核）

オーバートレーニング症候群

オーバートレーニング症候群は別名「慢性疲労症候群」ともいい、スポーツを行なったときなどに生じる体の疲れが、十分に回復しないまま蓄積した状態の疲労のことです。こうした状態になると、トレーニングの効果はかえって低下し、競技の成績にも悪影響を及ぼしかねません。さらに悪化すれば、睡眠障害や食欲不振、心拍数や血圧の急激な上昇などを引き起こす恐れもあります。ストレスからくる視床下部や下垂体（ホルモンバランス）の機能低下が原因である場合が多いので、早めの対処が必要です。

大脳基底核

大脳と間脳

POINT
- ●大脳基底核は、大脳皮質と視床、脳幹を結びつける神経核の集合体。
- ●大脳基底核を主に構成するのは線条体と淡蒼球である。
- ●運動調節、認知機能、感情、動機、学習などの役割を担う。

大脳皮質→大脳基底核→視床の回帰的伝達

　大脳基底核は、大脳半球の深部で髄質に取り巻かれた神経核です。大脳基底核を構成するのは、主に線条体と淡蒼球です。線条体は尾状核と被殻で構成され、前頭葉や頭頂葉からの入力を中継する役割を果たしています。淡蒼球は、被殻に覆われるように存在し、外節と内節に区分されます。いずれも、線条体からの入力を視床に伝達する出力器官です。

　大脳基底核は複雑な構造をしていて、すべての機能がはっきりと分かっているわけではありません。その中でも、解明が進んでいるのが運動機能についての働きです。

　大脳皮質から出た運動指令は、大脳基底核へと伝えられます。これを受けた大脳基底核は、姿勢を制御してスムーズな動きをする信号を、視床を経由しながら大脳皮質へと伝えます。こうした情報伝達のループ構造は、運動を意図的に選択して行なうためにつくられた回路と考えられています。自らの意図にしたがって行なう運動は、随意運動と呼ばれ、大脳基底核の重要な役割の一つです。もし、大脳基底核が損傷を受けてしまったら、滑らかな随意運動が難しくなり、手足などが自分の意思と関係なく動いてしまうことがあります。これを、不随意運動といいます。

　大脳基底核と視床の間にある髄質は内包と呼ばれ、大脳皮質とそのほかの脳を連絡する神経線維が走行しています。上行性の線維の放線冠は大脳皮質へと拡散し、下行性の線維は大脳脚とつながっています。これら内包を走る線維には局在性があることが分かっており、どこか一部が損傷すると、そことつながっている体の部位に障害が発生します。

試験に出る語句

大脳基底核
大脳半球の最深部に存在する神経核。ヒトの大脳基底核が下位中枢なのは、大脳皮質が発達しているため。鳥類などの動物では最高位の中枢に位置づけられている。

線条体
尾状核と被殻で構成される大脳基底核の構成要素。前頭葉や頭頂葉からの入力を淡蒼球に中継する。

淡蒼球
大脳基底核の構成要素の一つ。外節と内節に区分される。外節は線条体からの入力を受け、外節からの出力は視床下核や淡蒼球の内節、黒質などへ入力される。

メモ

大脳基底核の主な構成要素
大脳基底核の主な構成部位として前障が挙げられることも多い。大脳皮質の広範な領域との間にループ的な回路を持つ灰白質だが、大脳基底核との機能的なかかわりは薄いというのが現在のとらえ方である。

大脳基底核の構造

大脳基底核は視床を両側から挟み込むようにして存在する。主な構成要素は、線条体、淡蒼球である。

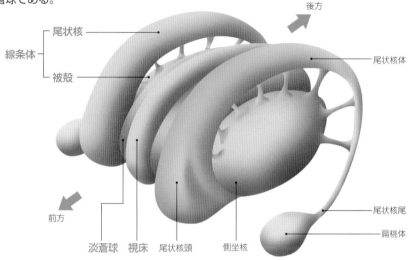

大脳基底核を経由する情報伝導

大脳皮質→大脳基底核→視床と情報が伝達し、視床からは再び大脳皮質へと伝わるのが、大脳基底核を経由する情報伝達の特徴である。

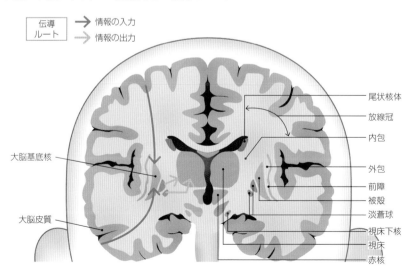

大脳と間脳 大脳辺縁系

POINT
- ●情動の表出、意欲、記憶や自律神経活動に関与する構造物の総称。
- ●とりわけ重要な役割を担うのは扁桃体と海馬である。
- ●大脳の辺縁皮質と核、それらをつなぐ線維連絡から成る。

記憶や情動に関与する発生学的に古い中枢

　大脳辺縁系とは、呼吸、循環、排出、吸収といった体の動きに関与する自律系の中枢の総称です。具体的には、大脳半球の内側および底面に位置する皮質辺縁系と、その基底核を指し、広義には、それらと一緒に機能する視床下部を含めることもあります。大脳辺縁系は、系統発生的には古い皮質に属し、新皮質に対して原皮質とも呼ばれます。新皮質である大脳皮質が高次の情報処理を担っているのに対し、原皮質の大脳辺縁系は、本能や情動といった機能を担っていると考えられています。

　皮質辺縁系には、海馬、海馬傍回、帯状回などがあり、基底核には、扁桃体、中隔、乳頭体などがあります。

　側脳室近くに位置する海馬は、本能的な行動や記憶に関与する部位です。特に記憶の中でも一次的な記憶の保管場所と考えられており、外部から入力した感覚情報を整理しながら1～数カ月間ほど保管する機能を備えています。そのため、損傷すると重症の健忘症に陥ることも分かっています。

　扁桃体は、アーモンドに似た形をしており、主に情動と関係した部位です。脳科学でいう情動とは、快・不快、怒り、喜びといった本能的な感情と、それに伴う身体反応を意味します。例えば、嬉しいという感情が起こったときに心拍数が上がったり、恐怖を感じたときに体がこわばったりする状況が、これに当たります。扁桃体には大脳新皮質や海馬も関与しており、それらから出力された感覚情報や記憶情報を評価・判断するという形で情動の表出システムが構成されています。

 試験に出る語句

大脳辺縁系
人間の脳で情動の表出、意欲、記憶や自律神経活動に関与している複数の構造物の総称。ここに含まれる帯状回は、心拍数や血圧など自律神経機能、認知や注意のプロセスにも関与。海馬傍回は空間記憶に、乳頭体は記憶の形成に関与する。

 キーワード

健忘症
脳の損傷など病的な原因によって、一定期間内の記憶の一部あるいは全体が思い出せない症状。

 メモ

海馬の名前の由来
海馬は、タツノオトシゴの別名。断面がタツノオトシゴのような形をしていることから、この名がつけられたとの説が有力。

扁桃体
扁桃は、アーモンドの別名。アーモンド形をした神経細胞の集まりであることから、この名がつけられた。

大脳辺縁系の構造

大脳辺縁系を主に構成するのは、記憶に関係する海馬、情動に関係する扁桃体、脳梁と脳弓の間の膜状組織である中核。左右の大脳半球をつなぐ交連線維の走行も見られる。

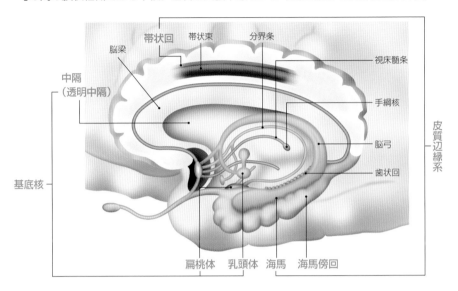

帯状回　帯状束　分界条

脳梁

視床髄条

中隔
（透明中隔）

手綱核

皮質辺縁系

脳弓

歯状回

基底核

扁桃体　乳頭体　海馬　海馬傍回

海馬体の構造

海馬と歯状回、海馬支脚を合わせたものが海馬体。歯状回は顆粒細胞と呼ばれる細胞の層で、その外側は分子層と呼ばれる。

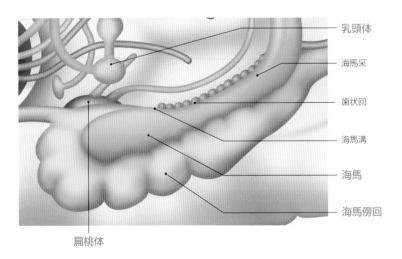

乳頭体

海馬采

歯状回

海馬溝

海馬

海馬傍回

扁桃体

Special Column

スポーツ時の脳しんとうと対処法

　適度なスポーツは心身を爽快にしてくれます。しかし、度を越したり、寝不足などの悪条件の中で行なったりすれば、思わぬ危険を招くこともあります。

　なかでも気をつけたいのが脳の損傷。外傷による頭部へのダメージはもちろん危険ですが、意外に見落としがちなのは脳しんとうです。脳しんとうは、頭部に激しい外力が作用した直後に起こる一過性の意識障害と定義づけられています。ただし、この場合の外力は必ずしも頭を直接打ったものとは限りません。頭蓋骨の中で脳が揺さぶられるだけで誰にでも脳しんとうは起こり得るのです。特に脳しんとうの発生が顕著なスポーツとしては、ボクシング、サッカー、ラグビー、アメリカンフットボール、柔道などを挙げることができます。

　日本のスポーツ競技の現場では、脳しんとうは意識さえ回復すれば心配はいらないとする人が多いようです。しかし、脳しんとうから急性硬膜下血腫を引き起こすケースは多く、これは致死的な脳損傷の典型的な症状として非常に危険視されます。また、脳しんとうは一度経験するとその後も繰り返しやすくなるといわれ、その結果の脳機能障害も危険です。脳しんとうを繰り返した脳はアルツハイマー病を発症したときとよく似た機能障害を起こすことが分かっています。

　実際の脳しんとうは、そのほとんどが失神などの意識障害を伴いません。その一方で、頭痛やふらつき、集中力の欠如などを引き起こすことが多いので、こうした症状が見られたら、まず脳しんとうを疑うべきでしょう。そのまま競技を続行すれば、先述したような重大な事故につながりかねないので、すぐに中止し、まずは頭も体も安静にすることが大事です。ＣＴやＭＲＩなどを用いた画像検査は必須ですが、このとき異常が発見されなくても、後から認知障害や麻痺が現れることがあります。症状が完全になくなるまでは医師の診断に基づいて、適切な処置を行ないましょう。競技に復帰する際も、有酸素運動から始めて徐々に無酸素運動に移行するなど、段階的なプロセスを踏みましょう。

第1部
脳の概要・解剖

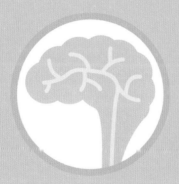

PART3
脳幹と脊髄、小脳

脳幹（中脳、橋、延髄）の外観

POINT
●脳幹は中脳、橋、延髄で構成され、延髄の下には脊髄が続く。
●脳神経の多くが脳幹を出入りしている。
●生命維持の基本を成す中枢で、発生学的に最も古い脳。

神経の伝導路として大脳を支える

　脳幹は、大脳と間脳の下に続く、中脳・橋・延髄で構成された中枢の総称です。脳の幹を成すという意味でこの名がつけられています。

　脳幹のうち、一番上にあるのが中脳で、腹側には運動にかかわる太い神経線維の大脳脚があり、運動に関与しています。大脳脚の間から顔をのぞかせている乳頭体は間脳の視床下部の一部です。背側の隆起は上丘・下丘と呼ばれ、これらの中には視覚や聴覚とかかわる神経核があります。中脳から出ている脳神経は動眼神経と滑車神経です。

　中脳との境界から下方に向かって急激に太くなる部分が橋です。腹側表面で横方向に走る線条は、中小脳脚を経て小脳と連結する神経線維の横橋線維が浮き出たものです。また、橋には、三叉神経、外転神経、顔面神経、内耳神経が出入りしています。

延髄と脊髄の境目より下が頭蓋骨の外

　橋のさらに下方に続く延髄は、脳の最下部で脊髄へと続く部位です。延髄の前方で縦に走る錐体には、大脳皮質から全身の骨格筋に指令を送る神経線維の束が走っています。この神経線維は錐体路といいます。錐体交叉と呼ばれる交差線維は脊髄との境に当たる部分で、ここより先は頭蓋骨の外に出ます。錐体の両側にある丸い膨らみのオリーブは、小脳への情報を仲介する部分です。

　延髄に出入りする脳神経には、舌咽神経、迷走神経、副神経、舌下神経があります。

 試験に出る語句

中脳
間脳の後方、小脳と橋の上方にある脳の一部。上は視床と視床下部に連絡する神経細胞群が、下は網様体に連絡する神経細胞群がある。

橋
中脳と延髄の境に位置し、中小脳脚で小脳とつながっている。第5～8脳神経の起始細胞群や神経伝導路が走る。

延髄
脳の最下部で脊髄に続く部分。呼吸中枢や反射中枢があり、脳からの信号の伝達路として機能する。

 キーワード

大脳脚
大脳の高次中枢と末梢部を結ぶ一対の隆起。運動にかかわる神経線維が通っている。

脳神経
脊髄を通らず脳と末梢を結ぶ神経の総称。嗅神経、視神経、動眼神経、滑車神経、三叉神経、外転神経、顔面神経、内耳神経、舌咽神経、迷走神経、副神経、舌下神経の12対から成る。脳幹を通るのはそのうちの10対。

オリーブ
延髄の側面に膨らんだ丸い部分。小脳に情報を中継する神経核のオリーブ核を持つ。

脳幹の構造

脳幹は、上から中脳、橋、延髄の順で連なり、下方は脊髄と連結。橋から延髄にかけて、脳神経のうちの10対が出入りしている。

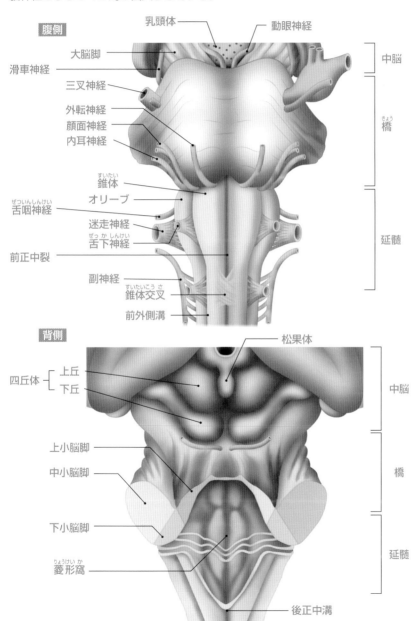

腹側

乳頭体
動眼神経
大脳脚
滑車神経
三叉神経
外転神経
顔面神経
内耳神経
錐体（すいたい）
オリーブ
舌咽神経（ぜついんしんけい）
迷走神経
舌下神経（ぜっかしんけい）
前正中裂
副神経
錐体交叉（すいたいこうさ）
前外側溝

中脳
橋（きょう）
延髄

背側

松果体
四丘体
上丘
下丘
上小脳脚
中小脳脚
下小脳脚
菱形窩（りょうけいか）
後正中溝

中脳
橋
延髄

中脳の断面

- ●中脳は、脳幹の最も上に位置している。
- ●中脳の断面は、下行するにつれ断面構成が変化する。
- ●中脳の中心灰白質は情動行動をつかさどる。

上丘は視覚、黒質は運動の調節機能を担う

　脳幹の最も上に位置する中脳の長さはおよそ2.5cm。両側の側頭葉の間に存在し、橋に向かって下行するにつれ、その断面構成が少しずつ変化しているのが特徴です。

　右頁上図の、中脳上部で切り取った断面は、神経軸と垂直になるようにつくられています。背側で小高い丘のような2つの隆起は、上丘と呼ばれる部位です。上丘は、上丘腕を介して視床枕および外側膝状体と連絡し、主に視覚と関連した機能を担います。7層の浅灰白層から成り、表層から深部に向かって線維集合の層と細胞集団の層とが交互に配列されているのが特徴です。

　中脳水道は正中面の背部を貫通し、背側の中脳蓋と腹側の大脳脚がここで区分されています。上丘の高さにある左右1対の大きな神経核は赤核で、大脳の運動野や小脳核からの入力を受けた後、赤核延髄路や赤核脊髄路へ出力して、不随意運動の調節を行ないます。大脳脚の腹側部にある神経核は黒質です。網様部と緻密部の2つの部分で構成され、筋肉の緊張、協調運動の調節を行なうのが主な機能です。

下丘は聴覚系の一部

　中脳を橋の方へたどり、下部で断面をとると、上丘に代わって下丘が現れます。下丘は、その中に下丘核と呼ばれる灰白質を含み、聴覚経路の中継核および、音の高さの分析や音の方向の判断などに働きます。

　中脳水道の周囲を取り巻く中脳中心灰白質は、扁桃体や視床下部と連携しながら、情動の働きに関与しています。

 試験に出る語句

上丘
中脳において、視覚系の一部を成す7層の浅灰白層。大脳の後頭葉にある後頭眼野や前頭葉にある前頭眼野などから司令を受け、眼球を操作する。また、視覚を介する反射の中継核ともなる。

下丘
下丘核と呼ばれる灰白質を含んだ中脳の部位。音の高さの分析や音の方向の判断などの機能を担う。

 キーワード

赤核
上丘の高さにある左右1対の大きな神経核。大脳の運動野や小脳核からの線維連絡（入力）を受け、不随意運動の調節を行なう。赤核脊髄路は錐体路の働きを補助し、関節の屈曲を起こす屈筋の動きを促進する。

大脳脚
大脳脚には、大脳皮質に始まり橋核に終わる下行神経路があり、錐体路、頭頂橋路、側頭橋路、後頭橋路、前頭橋路が通っている。

中脳上部の断面

右図は、中脳上部で神経軸に対して垂直の断面。中脳中心灰白質は体性痛覚をつかさどり、上丘は視覚系の一部、黒質は運動系の一部を成す。

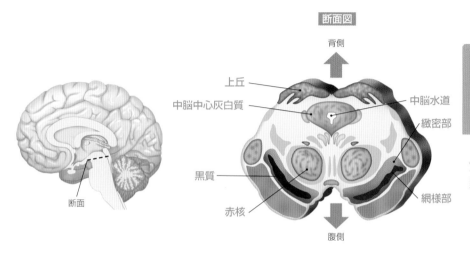

断面図

背側

上丘
中脳中心灰白質
中脳水道
緻密部

黒質
赤核
網様部

断面

腹側

中脳下部の断面

中脳下部で切った断面図。上部断面では上丘が背側部に位置するのに対し、下部断面では下丘が背側部を構成している。

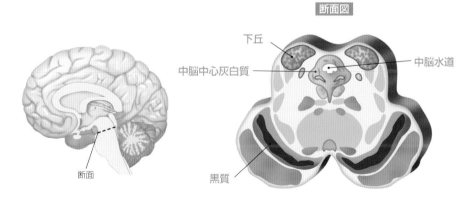

断面図

下丘
中脳中心灰白質
中脳水道

断面

黒質

橋の断面

●橋は膨らみを帯びた形状で、小脳と接続している。
●脳神経として三叉神経、外転神経、顔面神経、聴神経を出す。
●橋網様体脳幹の中心部に位置し、睡眠と覚醒をつかさどる。

底部の橋核を通して小脳と連携

　橋は中脳と延髄の間、小脳の腹側にあり、第4脳室の腹側壁を形成しています。前腹側から脳幹の外観を観察すると、小脳の腹側から伸びた強大な線維束（中小脳脚）は、脳幹の一部を包み込むようにしながら、膨らみを帯びた形状をしています。橋という名は、この部位を小脳から出た「橋」に見立てたところからきています。密接に連携し合う小脳と橋の断面を、合わせて示したのが右頁上図です。

　小脳の表面は、小脳皮質と呼ばれる灰白質が覆っており、表層から順に分子層、プルキンエ細胞層、顆粒層という3層構造に成っています。小脳皮質の主な役割は、深部小脳核へと送られる情報を制御すること。苔状線維と登上線維（下オリーブ核から起始）によって、深部小脳核に伝達された感覚運動情報は、そこからさまざまな運動野へと転送され、運動の出力やタイミングを制御します。

　小脳皮質に送られる入力の多くが、腹側部の橋核に由来するものです。橋核は、橋の腹側部に存在する大きな灰白質から成り、大脳皮質からの情報を受け取ります。そして、橋核からは横橋線維と呼ばれる線維を通して小脳へ信号を出力することにより、運動の開始、企画、タイミングの調整をする信号を小脳へ届けます。

　中脳水道と第4脳室の直下に位置する網様体は、中脳から延髄にかけて存在し、主に睡眠と覚醒の制御をつかさどっています。橋網様体は、さらに姿勢の制御にも関与しています。また、背側部には外転神経核、顔面神経核、三叉神経核など脳神経を中継する神経核が数多くあります。

試験に出る語句

橋核
橋底部に存在する大きな灰白質。大脳皮質からの情報を小脳皮質に送り、運動の制御に関与する。

キーワード

中小脳脚
最大の小脳脚。大脳皮質 → 橋 → 小脳を結ぶ経路の一部を成し、橋核に起始する遠心性線維によって構成されている。大脳皮質から橋への経路は、大脳新皮質の感覚・運動野から下行。

網様体
網様体は主に迷走神経を介して呼吸・心拍数・血圧を調節する中枢。視床を介して覚醒と睡眠の調節にも深くかかわる。

深部小脳核
小脳髄質の深部に存在する灰白質。小脳から橋核への出力の機能を担う。

メモ

運動の企画
末梢から送られてくる感覚を運動の起動や実行につなげるための認知プロセスのこと。知覚化→解釈→概念化→戦略といった流れでとらえることができる。

橋と小脳での断面

断面図は橋と小脳を示している。小脳皮質に伝わる入力は多くが橋核から出力されたものである。網様体は脳幹の中心部で、中脳から延髄にかけて存在する。

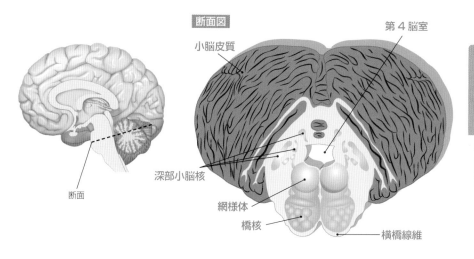

断面図

第4脳室

小脳皮質

深部小脳核

網様体

橋核

横橋線維

断面

橋の構造（下部横断面）

12対の脳神経のうち，10対は脳幹に神経核がある。橋下部の背側部には、外転神経核、顔面神経核、三叉神経脊髄路核がある。

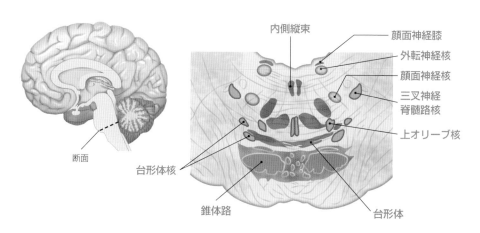

内側縦束

顔面神経膝

外転神経核

顔面神経核

三叉神経
脊髄路核

上オリーブ核

台形体核

錐体路

台形体

断面

67

脳幹と脊髄、小脳

延髄の断面

POINT
- 脳幹を中脳、橋と下へたどると延髄に至る。
- 延髄の最も腹側にあるのは延髄錐体である。
- 縫線核は覚醒のリズムや情動に重要な働きを担う。

さまざまな核が存在し生命維持の機能に貢献

　延髄は、生命維持に不可欠な機能を担う中枢です。脳幹を中脳から橋へとたどった後、さらにそのまま下行していくと、第4脳室を取り巻く構造は延髄に変わります。延髄を頭側から尾側まで貫いているのは延髄錐体と呼ばれる軸索の束で、前脳から脊髄にかけて下行する錐体路のうちの延髄部分です。ここは皮質脊髄路を含み、随意運動と関係しています。一方、延髄の上部には背側蝸牛神経核、腹側蝸牛神経核、上オリーブ核など、聴覚に関係する核がいくつかあります。

　前庭神経とともに聴神経を構成する蝸牛神経は、橋の下部で脳の内部に入り、索状体の腹外側に入って、その線維が蝸牛神経腹側核と蝸牛神経背側核に至ります。上オリーブ核は、内側毛帯と三叉神経脊髄路核との間にある核群で、両側の蝸牛神経核から求心性線維を受け、遠心性線維は外側毛帯に混じります。縫線核は、中脳から脳幹の内側部に分布する細胞の集まりで、複数の核から成ります。主に辺縁系に属する前頭葉皮質や皮質下領域からの信号を受け、睡眠覚醒リズムや、歩行、呼吸といった律動的な運動、注意・報酬などの情動や認知機能に関与しています。

　延髄中部の断面では、体性感覚の情報を視床に伝える軸索を含んだ内側毛帯や、味覚を伝える伝導路がある孤束核、平衡感覚に関与する前庭神経核なども見られます。延髄の最下端は、脊髄と接する部分ですが、見た目上は脊髄と同様の構造を持っているため、境界がはっきりとしません。脊髄から体性感覚を受け取るのは後索核で、ここから出る軸索は他側へ交叉し、内側毛帯となって上行し、視床に至ります。

試験に出る語句

皮質脊髄路
（P.48 参照）
大脳皮質から脊髄にかけて走行する軸索（神経線維）の大きな束（伝導路）。錐体路ともいう。

上オリーブ核
内側毛帯と三叉神経脊髄路核との間にある核群。両側の蝸牛神経核から求心性線維を受け、遠心性線維は外側毛帯と混じる。

内側毛帯
脊髄の後索を上行する神経線維のうち、延髄の後索核に接続して正中線のところで交叉しながら帯状となった2次ニューロン線維束。橋を経て、中脳の赤核の腹側左右を通り、視床を経由して大脳皮質の体性感覚野に至る。

68

延髄の断面（上部）

神経軸を中脳から下方にたどっていくと、橋を通過し、やがて延髄に至る。延髄は第4
脳室を囲むような構造をしており、腹側の最下端には延髄錐体が存在している。

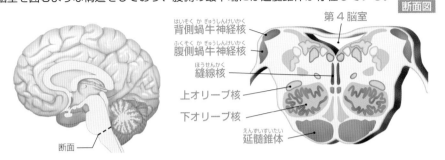

断面図

背側蝸牛神経核（はいそく か ぎゅうしんけいかく）
腹側蝸牛神経核（ふくそく か ぎゅうしんけいかく）
縫線核（ほうせんかく）
上オリーブ核
下オリーブ核
延髄錐体（えんずいすいたい）
第4脳室

断面

延髄の断面（中部）

延髄をさらに下行して中部に至ると、上部と同様の部位のほかに、内側毛帯や孤束核、前
庭神経核なども見られる。

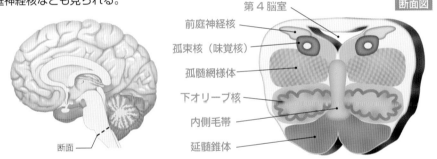

断面図

第4脳室
前庭神経核
孤束核（味覚核）
孤髄網様体
下オリーブ核
内側毛帯
延髄錐体

断面

延髄の断面（脊髄接合部）

延髄と脊髄が接合する部分の断面。延髄の終わりとともに第4脳室もなくなり、代わっ
て中心管へとつながっていく。

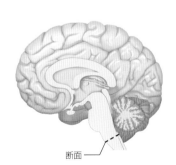

断面

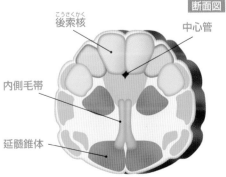

断面図

後索核（こうさくかく）
中心管
内側毛帯
延髄錐体

脊髄の構造

POINT
- ●脊髄は延髄から続く柱状の中枢神経系で、脊柱管内を縦走する。
- ●成人の脊椎の長さは 40 〜 50cm、直径は約１cm の円柱型である。
- ●脊髄の断面は中央が灰白質、その周辺が白質となっている。

脊柱管の中を下垂する細く長い中枢神経系

　脊髄は脳幹の下に続く中枢神経系です。脊柱管の内部を細く長く下垂し、上は環椎の上縁、下は成人で第１、第２腰椎の辺りまで達し、その長さは 40 〜 50cm ほどです。

　脊髄は前後がややつぶれた円柱形をしており、上から順に、頸髄、胸髄、腰髄、仙髄、尾髄と区分します。頸部と腰部でやや太くなっていることから、頸髄と腰髄をそれぞれ頸膨大、腰膨大と呼ぶこともあります。太いのは、その部分に下肢を支配する神経が出入りしているためで、ほかの部分よりもニューロンが多く存在しているのが特徴です。

　脊柱管の中に収まった脊髄は、脳と同様に内側から軟膜、クモ膜、硬膜という３層の髄膜に覆われています。硬膜と椎骨の間にあるのは、静脈叢と脂肪組織。脊髄の表面には縦に溝が走っており、中でも前後それぞれに深い裂や溝をつくりながら脊髄を左右に分けているのが、前正中裂と後正中溝です。

　それよりもう少し溝の浅い前外側溝と後外側溝は根糸という神経線維の束が出ている場所です。前外側溝から出ている複数の根糸が集まったものは前根となり、後外側溝から出ている同様の根糸が後根となります。後根は硬膜の内部で脊髄神経節と呼ばれるやや膨らんだ部位となり、その後で前根と合流し脊髄神経となります。そして、脊髄神経は脊柱管から出て末梢神経へと向かいます。

　脊髄を断面から見ると、内側に灰白質、外側に白質が通っていることが分かります。灰白質の領域は、機能ごとの区分に沿って前角、後角、側角というさらに細かな名前が付いています。

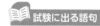
試験に出る語句

前角・後角・側角
脊髄の灰白質領域。前角には運動ニューロン、後角には感覚ニューロン、側角には自律神経系がある。

脊柱管
脊椎の錐体の後方にある椎孔が縦に連なる形でできているトンネル。

前正中裂・後正中溝
それぞれ脊髄の表面を左右に分ける縦の溝、あるいは裂のこと。

脊髄の構造

脊髄は脊柱に対応し、頸髄、胸髄、腰髄、仙髄、尾髄に区分される。成人は脊髄と脊椎の高さが一致しない。成長の過程で、脊髄が脊椎ほどは伸びなくなるためである。

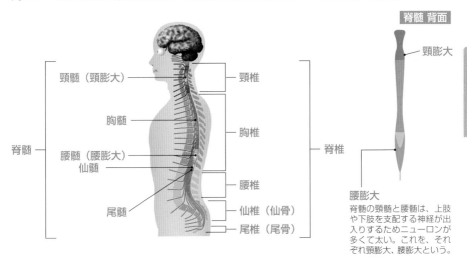

脊髄 背面

頸膨大

腰膨大
脊髄の頸髄と腰髄は、上肢や下肢を支配する神経が出入りするためニューロンが多くて太い。これを、それぞれ頸膨大、腰膨大という。

脊髄の断面

脊髄の表面には数本の溝がある。この溝（前外側溝・後外側溝）に通っているのが脊髄神経の細い束。

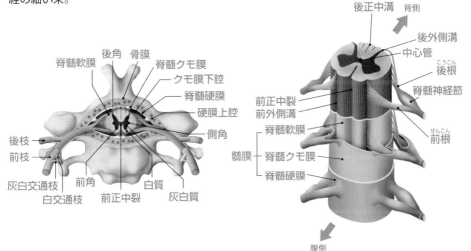

脳幹と脊髄、小脳

脊髄における情報の出入り

POINT
- 四肢・体幹を支配する神経のほぼすべてが脊髄神経である。
- 脊髄の前角は運動指令を出力し、後角は受容器から感覚を入力する。
- 側角は内臓機能を制御する情報を出力する。

2種類の運動ニューロンが運動指令を出力

　末梢神経は脊髄神経と脳神経に分かれますが、脳神経は迷走神経を除いて頭頸部にしか分布しません。四肢・体幹を支配する神経のほぼすべてが脊髄神経です。脊髄は、体の運動や感覚の情報が出入りしていると考えられますが、その中心を担う脊髄神経（灰白質）の働きは均一ではなく、部位によって機能が異なるという特徴を持っています。

　脊髄の灰白質を部位ごとの機能で10層に分類したのがレクセドです（レクセドの層）。これによると脊髄の灰白質は、I〜VI層を後角、VII層の一部を側角、VIII〜IX層を前角、X層を中心管が占めていることになります。そのうち前角には大型で多極性のα運動ニューロンと、中・小型のγ運動ニューロンの2種類があり、前角内側部のα運動ニューロンは体幹や四肢の近位筋を支配し、外側部では四肢の遠位筋を支配しています。また、α運動ニューロンには局在性があることも分かっています。一方、γ運動ニューロンは、錘内筋を制御して筋緊張の調節を行なっています。後角の感覚ニューロンは、受容器からの求心性線維が後根に入り、後外側束を経由して後角に終わります。感覚ニューロンは多くの場合、介在ニューロンを間に介してから運動ニューロンに連絡します。

　側角には交感神経節前ニューロンがあります。交感神経節前ニューロンの軸索は前根から出て、交感神経節で節後ニューロンと連絡した後、内臓平滑筋、腺、血管、心筋などに分布して内臓の働きをコントロールします。なお、仙髄は側角が発達していませんが、代わりに副交感神経節前ニューロンが存在しています。

試験に出る語句

レクセドの層
脊髄灰白質の分類法の一つ。灰白質を10層に分類する方法で、1950年代初頭にスウェーデンの神経解剖学者ブロール・レクセドが提唱した。神経細胞の機能的な構造の違いによって区分されているのが特徴。

キーワード

α運動ニューロン・γ運動ニューロン
α運動ニューロンは皮質脊髄路の2次ニューロンで、前角の外側にあるものが遠位の筋を、内側のものが近位の筋を支配。屈筋を支配する細胞は前角の背側に、伸筋を支配するものは腹側に存在する。γ運動ニューロンは筋紡錘の収縮を支配しており、筋緊張に関与する。

介在ニューロン
ニューロン間での情報伝達を担うニューロン。脊髄のほか、脳、交感神経節などに存在する。

脊髄における情報の入出力

脊髄神経の前根は運動ニューロンの遠心性線維で構成され、後根は感覚ニューロンの求心性線維で構成される（ベル・マジャンディの法則）。

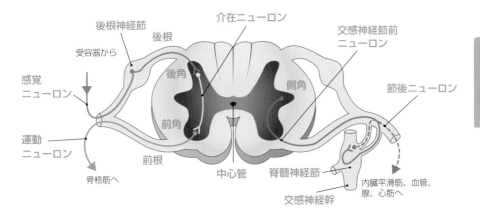

脊髄前角運動ニューロンの体部位局在

脊髄前角には運動器官へ指令を送る運動性（遠心性）のニューロンが含まれ、体の部位に応じて局在している。内側→外側の順に、体幹、体幹～四肢、肢帯～四肢、上腕、大腿、前腕、下腿、手・足の筋を支配するニューロンが並ぶほか、近位支配のニューロンは内側に、遠位支配のニューロンは外側に並ぶとされている。

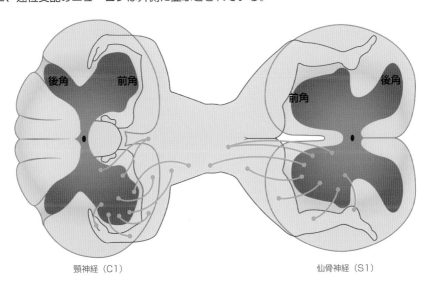

頸神経（C1）　　　　　　　　　　　　仙骨神経（S1）

73

脊髄伝導路

- 一般感覚を伝える上行路と、運動路を伝える下行路がある。
- 上行路のニューロンは、脊髄から大脳皮質の体性感覚野に至る。
- 下行性の神経路には、錐体路と錐体外路系がある。

末梢と中枢を上行・下行する2つのルート

中枢神経と末梢神経はいくつかのニューロンを介して結ばれながら情報交換を行なっており、この情報の通路を伝導路といいます。脊髄の白質領域の場合、伝導路は大きく2つに分けることができます。1つは、上方の中枢に情報を伝達する上行性線維（上行路）。もう1つは、下方に向かって情報を伝達する下行性線維（下行路）です。

上行性線維は感覚性の伝導路です。末梢からの感覚情報は、脊髄神経節を通って後根から脊髄に入りますが、そのときのニューロンは、その後2回ニューロンを変えながら大脳皮質の体性感覚野に至ります。2次ニューロンの経路は大きく分けて2つのルートがあり、1つは脊髄の後角から入り、後索を経由して延髄の核に至るルート（後索内側毛帯路）です。もう1つは、前側索を経由して視床に至るルート（脊髄視床路）です。後索を通るルートは触圧覚や深部感覚を担い、視床に至るルートは主に温覚・痛覚を担います。

下行性線維は運動性の伝導路で、大脳皮質から側索を経て脊髄の前角に達するルートです。運動皮質のV層錐体細胞と脊髄前角の運動ニューロンを結ぶ経路は錐体路と呼ばれ、狭義では、外側皮質脊髄路と前皮質脊髄路のことを指します。外側皮質脊髄路は延髄下部で対側（身体の反対側）に交叉し、脊髄側索から前角に入って終わります。前皮質脊髄路はそのまま（交叉せずに）脊髄へと至り、脊髄前索から対側前角に入って終わります。なお、錐体路以外（錐体外路系）の下行路としては、視覚刺激に対する頸部の視線反射に関与する視蓋脊髄路や、反射的な姿勢維持に関与する前庭脊髄路などもあります。

試験に出る語句

脊髄伝導路
脊髄の白質に存在する神経伝導経路。脳からの運動情報を末梢に向けて伝える下行路と、末梢から受け取った感覚情報を脳に伝える上行路とに大別される。

メモ

狭義の錐体路
狭義の錐体路は外側皮質脊髄路と前皮質脊髄路だが、このほかに、運動野から脳幹の運動性脳神経核に至る皮質延髄路を広義の錐体路に加える考え方もある。

錐体外路系
脊髄に到達する錐体外路系には本文で触れたもののほかに、介在ニューロンを介してα運動ニューロンの調節に関与する赤核脊髄路や、γ運動ニューロンの調節に関与する網様体脊髄路がある。

脊髄伝導路

脊髄伝導路には上行路と下行路があり、上行路は感覚を中枢に伝え、下行路は中枢からの
運動指令を末梢に伝える。

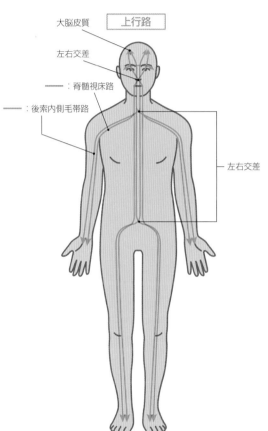

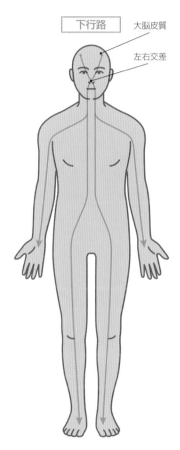

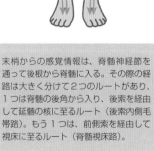

末梢からの感覚情報は、脊髄神経節を
通って後根から脊髄に入る。その際の経
路は大きく分けて2つのルートがあり、
1つは脊髄の後角から入り、後索を経由
して延髄の核に至るルート（後索内側毛
帯路）。もう1つは、前側索を経由して
視床に至るルート（脊髄視床路）。

大脳皮質から側索を経て脊髄の前角に
達するルート。錐体路のうち、外側皮
質脊髄路は延髄下部で対側に交叉し、
脊髄側索から前角に入って終わる。前
皮質脊髄路は脊髄へと至り、脊髄前索
から対側前角に入って終わる。

75

脳幹と脊髄、小脳

反射とは何か

POINT
- 反射とは、刺激に対する反応が意識されることなく起こること。
- 反射は機能的に体性反射と内臓反射に分類できる。
- 反射行動を処理する中枢には脊髄や延髄などがある。

大脳皮質を経ないで素早く処理された反応

　体にある刺激を受けたとき、それを特に意識することなく何らかの反応が起きる生理作用を反射といいます。

　この場合の「反応が起きる」とは、刺激に対して何らかの処理を中枢が行なうことであり、それが特に意識されないで行なわれるということは、大脳皮質を中枢としない、ということです。

　例えば、テーブルに置いてあるコップの水を飲む動作は、視覚情報が大脳皮質に送られ、その情報に基づく動作（コップを持ち上げて口に運ぶ）を行なうための信号が筋に伝えられて起こります。反射を起こす刺激も大脳皮質には送られますが、それより早く別の中枢が処理して反応が起こります。つまり、反射とは、大脳皮質を通じて処理される反応よりも短い経路の中枢が処理する反応のことで、その場合、大脳皮質以外の脊髄や延髄などが中枢として働いています。

自律神経系を介して起きるのは内臓反射

　こうした反射は、その機能面から体性反射と内臓反射の2つに分類することもできます。前者は骨格筋の収縮となって示される反応で、よく知られているのは、弛緩した筋をハンマーでたたくと収縮が起きる腱反射です（右頁図）。後者は自律神経系を介して腺の分泌を促したり内臓筋を収縮させたりする反応で、目に光が入ると瞳孔が収縮する対光反射はその一つです。

　反射で刺激を入力する器官は受容器、反応を起こす器官は効果器と呼ばれ、これら一連の経路のことは反射弓と呼ばれています。

反射のしくみ

反射は、大脳皮質を介さず、脊髄や自律神経系などを介して起きる不随意の反応。体の活動の調節機能や筋の損傷を防ぐ防御反応の多くは、反射によるものである。

膝蓋腱反射（体性反射）

膝蓋をハンマーでたたくと下肢が跳ね上がる。

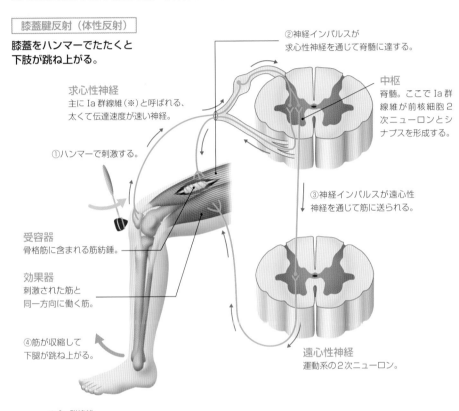

②神経インパルスが
求心性神経を通じて脊髄に達する。

求心性神経
主にIa群線維（※）と呼ばれる、太くて伝達速度が速い神経。

中枢
脊髄。ここでIa群線維が前核細胞2次ニューロンとシナプスを形成する。

①ハンマーで刺激する。

③神経インパルスが遠心性神経を通じて筋に送られる。

受容器
骨格筋に含まれる筋紡錘。

効果器
刺激された筋と同一方向に働く筋。

④筋が収縮して
下腿が跳ね上がる。

遠心性神経
運動系の2次ニューロン。

※Ia群線維
筋の求心性神経線維の4分類のうち、直径が一番太い有髄神経が含まれ、筋紡錘の1次終末からの情報を中枢に伝える神経線維。1本のIa群線維は多数に分枝し、数十〜数百の運動ニューロンに接続している。

Athletics Column

姿勢の維持や平衡感覚も反射によるもの

　体の位置や姿勢が保たれていたり、運動時に多少無理な態勢を取っても持ちこたえたり――。これらも、無意識のうちに脳幹で制御されている反射運動のおかげです。いま挙げた反射運動は特に姿勢反射と呼ばれ、姿勢を調節、保持する働きを担っています。頸部以下の全身の骨格筋にわたって体の平衡、姿勢に関与する前庭脊髄反射もその一つ。内耳の前庭器官が受けた平衡感覚情報が前庭神経や脳幹網様体を経由して脊髄のα運動ニューロン、γ運動ニューロンに伝導され、体幹、四肢に反射となって現れます。

小脳の構造

発生学的に新しく、小さいがニューロンの数は多い

　大脳の後下部、脳幹の背側に位置する小脳は、大脳と情報のやり取りを行なっている中枢神経の一部です。虫部、小脳半球、片葉小節葉の3つの部位で構成され、そのうち中央に隆起している虫部は、傍虫部と呼ばれる細長い部位に挟まれる形になっています。傍虫部のさらに両側が小脳半球。小脳下面にあるのが片葉と小節を合わせた片葉小節葉です。いずれの部位も運動の調整を担っていますが、その機能は部位によってそれぞれ異なっています。

　発生学的には古い皮質である虫部と傍虫部は、脊髄、筋、腱、関節から感覚入力を受け、体幹と四肢の運動を制御しています。小脳半球は新しい皮質のため新小脳とも呼ばれ、橋を介して大脳皮質の運動野から入力を受け、視床腹外側に出力。発生学的に最も古く、原小脳とも呼ばれる片葉小節葉は、内耳で平衡をつかさどる前庭器から入力を受け、前庭神経核に出力しています。脳幹との接続部分には小脳脚があり、小脳はこれによって脳幹を介しながら大脳と情報をやり取りしています。小脳脚は3対あり、上小脳脚は中脳、中小脳脚は橋、下小脳脚は延髄とそれぞれ小脳をつなげています。

　小脳の内部は灰白質と白質で形成されており、そのうち灰白質にはニューロンの細胞体が集まり、白質には神経線維が集まっています。小脳は大脳よりもはるかに多くのニューロンを備えているため、灰白質の割合が高くなっているのが特徴です。小脳の表面に細かい溝がたくさんあるのも、ニューロンの数を多くするためです。また、小脳と脳幹の間には、第4脳室があります。

 試験に出る語句

小脳半球
小脳の中では発生学的に最も新しい。運動の計画や感覚情報の評価を担う。

虫部
左右の小脳半球をつなぐ、発生学的に古い皮質。体幹と四肢の運動を制御。

片葉小節葉
発生学的には最も古く、原小脳とも呼ばれる。身体平衡と眼球運動を調節。

 キーワード

小脳脚
小脳と脳幹をつなぐ神経線維の束。中脳、橋、延髄をそれぞれ小脳とつなぐ。

小脳の構造

小脳の表面は、小脳溝と呼ばれる細かい溝があり、これにより表面積が広くなっている。
左右は分断されていない。

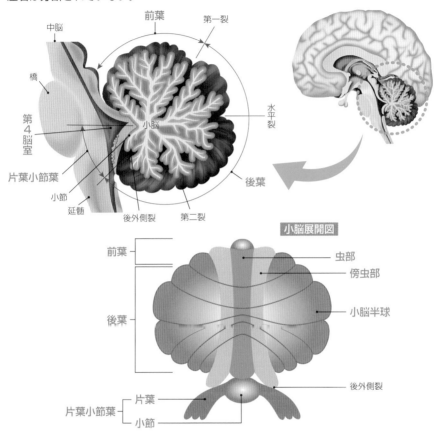

中脳 / 前葉 / 第一裂 / 橋 / 水平裂 / 第4脳室 / 小脳 / 片葉小節葉 / 後葉 / 小節 / 延髄 / 後外側裂 / 第二裂

小脳展開図

前葉 / 後葉 / 虫部 / 傍虫部 / 小脳半球 / 後外側裂 / 片葉小節葉 / 片葉 / 小節

脳幹と脊髄、小脳

小脳の構造

Athletics Column

運動神経が「良い」とは？

　運動神経に生まれつきの個人差はなく、鍛えて発達するものでもありません。つまり、一般にいわれる「運動神経の良い人」という評価に科学的な根拠はないのです。筋力や体力に差がないにもかかわらず運動能力に差があるのは、実は小脳に蓄えられた記憶です。この記憶はどの筋肉をどのように使えばうまく体が動くか、その最適な方法を実現する回路をつくり出すために必要な情報ととらえることができます。そして、この記憶をしっかりとしたものにするには、徹底的な繰り返し作業が必要。つまり、質の高い反復練習が運動神経の秘密なのです。

スポーツによる脊髄・脊椎の傷害

　ラグビーやアメリカンフットボール、格闘技などは、相手との激しい接触を伴います。また、陸上競技やスキー、スノーボードには転倒のおそれがあり、水泳では飛び込んだ際にプールの底へ頭部をぶつける危険もあります。こうしたスポーツでの事故でとりわけ気をつけたいのが、脊髄や脊椎の傷害です。脊髄・脊椎損傷の大半は頸椎・頸髄損傷で、そのうちスポーツが原因のものは全体の3〜10％といわれています。ここを損傷すると、程度が大きい場合には損傷椎体以下の麻痺が生じ、後遺症が残ることもあります。例えば、損傷が頸髄ならば手足ともに、腰髄ならば足のみといったように、症状の現れ方によってある程度損傷個所を特定することが可能です。

　後遺症の程度をできるだけ軽くし回復の可能性を高めるには、受傷後できるだけ早急に全身状態を安定させ、損傷を最小限に食い止めることが大切です。頸髄損傷や上位胸髄損傷では肺の機能が低下することが考えられるため、呼吸器を使って呼吸の補助をしながら、薬や手術などで脊髄の圧迫を緩和する治療が検討されます。2次的な合併症としては、全身の筋肉の緊張が著しく低下することによる床ずれや、深部静脈血栓症、肺塞栓などが起こりやすく、これらを予防するための呼吸訓練、こまめな体位変換、関節可動域を確保するリハビリテーションなどを併せて行なう必要もあります。

　全身状態が安定した後は、さらに積極的なリハビリ段階へと移行します。現在の医療では脊髄損傷の障害を完全に取り除くことは困難です。そこで大切なのが、将来的に考えられる後遺症への具体的な対応。例えば両下肢が麻痺した人の生活の自立度を高めるためには、重たいものを持ち上げる力よりも自分の体を支えたり持ち上げたりする腕の機能が重要です。そのためこの段階でのリハビリは、将来の必要性に応じた筋力トレーニングや関節可動域訓練を組み込んだものとなります。

第1部

脳の概要・解剖

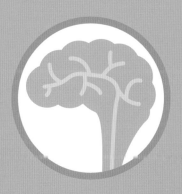

PART4

末梢神経系

12対ある脳神経

末梢神経系【構造で分類】

POINT
- 脳神経とは、脳から出入りする12対の末梢神経である。
- 多くの脳神経は頭頸部に分布している。
- 迷走神経は胸部と腹部の臓器に広く分布している。

脳から出入りする12対の末梢神経

　脳から出入りしている末梢神経のことを脳神経といいます。脳神経は全部で12対あり、それぞれに固有の名称のほか、頭側から順にⅠ～Ⅻの番号がつけられています。

＜各脳神経の走行＞

Ⅰ：嗅神経　最も頭側から分岐している神経。嗅覚をつかさどる。

Ⅱ：視神経　網膜の視細胞からの刺激を大脳に伝える。

Ⅲ：動眼神経　中脳から出て眼窩に分布し、眼球の運動を支配する。

Ⅳ：滑車神経　中脳から出て眼球を下外側に回転させる。

Ⅴ：三叉神経（さんさしんけい）　延髄から出て顔面の知覚、咬筋（こうきん）をつかさどる。

Ⅵ：外転神経　脳橋から出て外側の眼球直筋に分布する。

Ⅶ：顔面神経　表情筋を支配し、唾液や涙の分泌を支配。

Ⅷ：内耳神経　聴覚と平衡をつかさどる。内耳の感覚器に分布。

Ⅸ：舌咽神経（ぜついんしんけい）　味覚をつかさどる。舌と咽頭に分布。

Ⅹ：迷走神経　延髄から出て複雑な走行を示しながら頸部、胸部に分布。平滑筋の運動や腺の分泌機能を調節。

Ⅺ：副神経　延髄から出て頸部の骨格筋に分布。一部は迷走神経に混入する。

Ⅻ：舌下神経（ぜっかしんけい）　延髄から出て舌の筋肉に分布。

　これらは機能面から、特殊感覚神経（Ⅰ、Ⅱ、Ⅷ）、体性運動神経（Ⅲ、Ⅳ、Ⅵ、Ⅻ）、鰓弓神経（さいきゅうしんけい）（Ⅴ、Ⅶ、Ⅸ、Ⅹ、Ⅺ）に分類できます。そのうちⅢ～Ⅻは脳幹に出入りし、脳幹にはそれぞれに対応した神経核が存在しています。それ以外では、Ⅰが大脳辺縁系の嗅脳に、Ⅱが間脳に出入りします。

試験に出る語句

嗅脳
大脳辺縁系の一部で、脳における嗅覚に関する領域。嗅球、嗅索、嗅三角から成る前部と前有孔質と終板傍回から成る後部で構成される。

迷走神経
延髄から出る末梢神経。頸部と胸部に分布し、そこから腹部に達して内臓にも分布する。第Ⅹ脳神経。

キーワード

特殊感覚神経
嗅覚、視覚、聴覚、平衡覚を伝える神経。

体性運動神経
主に顔面の筋肉にかかわる神経。

鰓弓神経
頸部の器官にかかわる神経。鰓弓とは、ヒトの初期の胎児の頸部に見られる魚のえらに似た切れ込みのこと。ここに由来する神経群のため、この名がある。

脳神経の多くは脳幹に出入りし、一部は大脳に出入りしている。全部で12対あり、それぞれが頭頸部の感覚器や骨格筋、分泌腺など特定の機能をつかさどる。

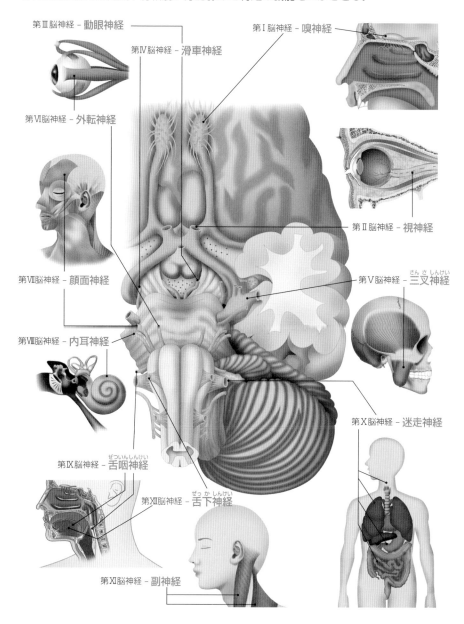

第Ⅲ脳神経 – 動眼神経

第Ⅳ脳神経 – 滑車神経

第Ⅰ脳神経 – 嗅神経

第Ⅵ脳神経 – 外転神経

第Ⅱ脳神経 – 視神経

第Ⅶ脳神経 – 顔面神経

第Ⅴ脳神経 – 三叉神経 (さんさしんけい)

第Ⅷ脳神経 – 内耳神経

第Ⅹ脳神経 – 迷走神経

第Ⅸ脳神経 – 舌咽神経 (ぜついんしんけい)

第Ⅻ脳神経 – 舌下神経 (ぜっかしんけい)

第Ⅺ脳神経 – 副神経

末梢神経系

12対ある脳神経

83

31対ある脊髄神経

POINT
- ●脊髄から出る脊髄神経は全部で31対ある。
- ●胸神経をのぞく脊髄神経は神経叢を形成して末梢へ向かう。
- ●脊髄神経には感覚神経、体性神経、自律神経系の線維が交じる。

全身に張り巡らされた神経による制御

　脊髄神経は、脊髄に出入りする末梢神経です。それらを形成する神経には、皮膚などの感覚を伝達する感覚神経、運動の指令を骨格筋に伝達する体性運動神経、内臓機能を調節する自律神経系があります。

　脊髄神経は、最上部は第1頸椎から出ています。以下すべて、脊椎と脊椎の間にある左右の椎間孔に1対ずつ出入りしています。合計すると31対で、そのうちの8対は頸神経、12対は胸神経、5対は腰神経、5対は仙骨神経、最下部の1対は尾骨神経となります。脊髄は脊椎より短く、第1～2腰椎より下の脊柱管では脊髄神経の神経根だけが下行する様が馬の尾にも似ていることから、これを馬尾と呼ぶこともあります。

　胸神経をのぞく脊髄神経（頸神経、腰神経、仙骨神経、尾骨神経）は、脊椎を出てそのまま末梢に向かうわけではなく、上下の神経線維の一部が交じり合って大きな網目状をつくります。これは神経叢と呼ばれており、その後は数本の神経線維束に分かれて末梢へ向かうことにより、全身にくまなく神経のネットワークが張り巡らされるしくみになっています。

　感覚神経は、中枢に向かって情報が伝わることから求心性線維、運動神経や自律神経は、末梢に向かって情報を伝えることから遠心性線維とも呼ばれます。脊髄の後角に入る後根は感覚神経、前角に入る前根は運動神経という具合に、出口と入口の場所がはっきり分けられているのも脊髄神経の特色の一つ。これは、発見者の名前に因み、ベル・マジャンディの法則といわれています。

 試験に出る語句

馬尾
脊髄下端にある脊髄神経の束。外観が馬の尾に似ていることからこの名がある。

神経叢
脊髄神経の線維が多数枝分かれした網目状の構造。頸神経叢、腕神経叢、腰神経叢、仙骨神経叢など。

ベル・マジャンディの法則
脊髄神経の前根は運動性で、後根は感覚性であるという法則。イギリスの医師ベルとフランスの生理学者マジャンディがそれぞれ独自に唱えた説を統一したのでこう呼ばれている。

 キーワード

求心性線維
中枢に向けて情報を伝える神経線維のこと。感覚神経の線維。

遠心性線維
中枢から末梢に向けて指令を伝える神経線維のこと。運動神経と自律神経系の線維。

脊髄の前根と後根が合流し椎間孔から出る脊髄神経は、その出る位置によって５つに分類される。

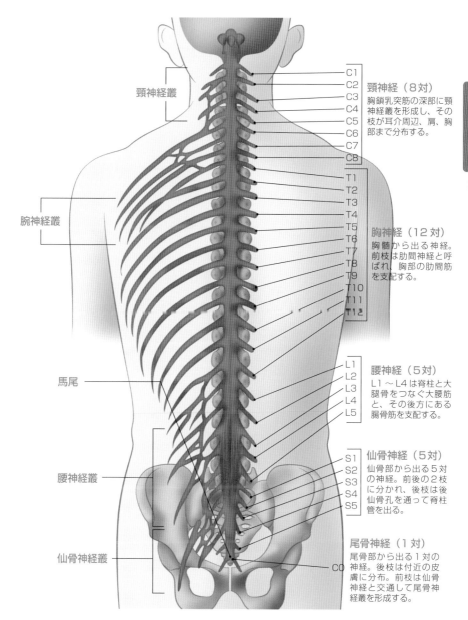

頸神経叢

腕神経叢

馬尾

腰神経叢

仙骨神経叢

C1
C2
C3
C4
C5
C6
C7
C8

頸神経（８対）
胸鎖乳突筋の深部に頸神経叢を形成し、その枝が耳介周辺、肩、胸部まで分布する。

T1
T2
T3
T4
T5
T6
T7
T8
T9
T10
T11
T12

胸神経（12対）
胸髄から出る神経。前枝は肋間神経と呼ばれ、胸部の肋間筋を支配する。

L1
L2
L3
L4
L5

腰神経（５対）
L1〜L4は脊柱と大腿骨をつなぐ大腰筋と、その後方にある腸骨筋を支配する。

S1
S2
S3
S4
S5

仙骨神経（５対）
仙骨部から出る５対の神経。前後の２枝に分かれ、後枝は後仙骨孔を通って脊柱管を出る。

CO

尾骨神経（１対）
尾骨部から出る１対の神経。後枝は付近の皮膚に分布。前枝は仙骨神経と交通して尾骨神経叢を形成する。

末梢神経系

31対ある脊髄神経

運動神経

POINT
- 骨格筋や皮膚にある末梢神経を体性神経という。
- 運動神経は、体や内臓を動かす指令を送る遠心性の末梢神経。
- 直接的に指令を送る運動ニューロンには2種類ある。

中枢から脊髄経由で末梢に指令を伝える

　末梢神経系には、脳に出入りするか、脊髄に出入りするかで分ける分類（構造による分類）のほかに、機能で分ける分類があります。ヒトを含む動物は、筋肉で骨格を動かし、皮膚などを通じて外部の情報を触知しますが、このときに働く、骨格筋や皮膚にある神経を体性神経といいます。体性神経は、さらに情報の伝達方向によって、運動神経と感覚神経に分けることができます。

　運動神経は、体や内臓の筋肉を動かすための指令を信号として伝える神経の総称です。脳や脊髄といった中枢から脳神経、脊髄神経を経て末梢へと向かうので、遠心性神経と呼ばれることもあります。運動神経が最終的に支配する筋肉は、頭・体部の骨格筋と、感覚器や内臓・血管の内臓筋の2種類です。骨格筋を制御する神経は、体性運動神経とも呼ばれ、直接的には脊髄から伸びている運動ニューロンが情報を伝達しています。運動ニューロンは、目標となる筋肉にシナプスを接し、筋肉細胞に興奮信号を送って筋肉を収縮させて関節などを屈曲・伸展させます。骨の周囲に存在して体を動かす骨格筋にあるシナプスは、神経筋接合部と呼ばれる特殊なシナプスです。運動ニューロンの末端がここに接合すると、アセチルコリンを放出することが分かっています。

　また、内臓や感覚器の平滑筋や心筋の収縮は、内臓運動神経として自律神経により不随意的に行なわれますが、中枢の意図的な動きと全く無関係ではありません。例えば、怒りや興奮が、瞳孔散大筋や心筋などの働きに影響を与えるといったことは往々にしてあります。

試験に出る語句

運動神経
筋肉を支配する末梢神経系の総称。中枢神経から体の各方面へ伸びる末梢神経系のうち体性神経は、外部からの情報を集めるための神経である感覚神経と、体の各部への意識的な運動命令を伝えるための運動神経から成る。

キーワード

運動ニューロン
骨格筋を支配する神経細胞のこと。細胞体は主に大脳皮質の運動野と脊髄前角にあり、脊髄前角細胞までを上位運動ニューロンと呼ぶこともある。これに対し、末梢にある（脊髄前角細胞以下の）運動ニューロンを下位運動ニューロンという。

アセチルコリン
神経伝達物質の一つ。副交感神経や運動神経の末端から放出され、神経刺激を伝える。化学式は$CH_3COOCH_2CH_2N^+(CH_3)_3$。

運動ニューロンが筋肉を動かすしくみ

脊髄前角から出る運動ニューロンには、大型のαニューロンと中〜小型のγニューロンの2種類があり、これらが筋紡錘の内側と外側にある筋線維に接続して運動指令を伝達する。

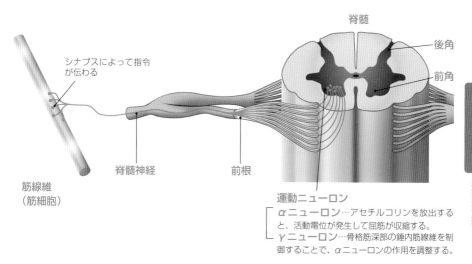

脊髄

後角

前角

シナプスによって指令が伝わる

脊髄神経

前根

筋線維
（筋細胞）

運動ニューロン
- αニューロン…アセチルコリンを放出すると、活動電位が発生して屈筋が収縮する。
- γニューロン…骨格筋深部の錘内筋線維を制御することで、αニューロンの作用を調整する。

末梢神経系

運動神経

2つの運動ニューロンが筋肉の伸張を調節するしくみ

中枢から指令が下行すると、α運動ニューロンとγ運動ニューロンは同時に活性化。それぞれが筋紡錘の中の異なる部位を支配することで、筋収縮の加減を細かく調節している。

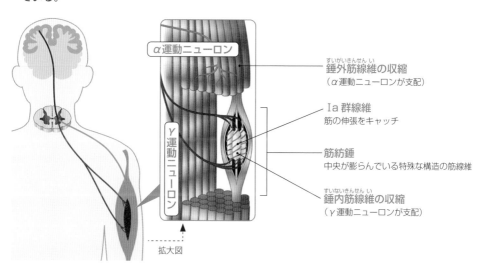

α運動ニューロン

錘外筋線維の収縮
（α運動ニューロンが支配）

Ia群線維
筋の伸張をキャッチ

γ運動ニューロン

筋紡錘
中央が膨らんでいる特殊な構造の筋線維

錘内筋線維の収縮
（γ運動ニューロンが支配）

拡大図

87

感覚神経

- ●感覚神経は体や内臓が受けた刺激を感知する神経の総称。
- ●末梢神経系は、各種の感覚受容器が感知した情報を集めて送信する。
- ●感覚受容器が最も密に集まっているのは皮膚である。

全身に分布する感覚受容器が情報を中枢に送る

　末梢神経のうち、体や内臓の感覚器官に生じた刺激を中枢に伝達する神経の総称が感覚神経です。受容体から脳や脊髄などの中枢に向かうことから求心性神経、あるいは、知覚を感じ取るという意味で知覚神経とも呼ばれます。

　中枢を含め、神経系が感知する感覚は、体性感覚、内臓感覚、特殊感覚の3つに大きく分けることができます。それぞれの感覚は、機能によってさらに以下の分類が可能です。
・体性感覚：皮膚感覚・深部感覚。
・内臓感覚：内臓に分布する神経で、内臓の動きや炎症を感知。
・特殊感覚：視覚・聴覚・平衡覚・味覚・嗅覚。

　これらの感覚を体のさまざまな部位で感知するのは、各種の感覚受容器です。感覚受容器は、感覚神経線維が複数に分岐したもので、それぞれの先端に受容器が形成されています。受容器が感知した情報は、感覚神経線維（1次ニューロン）と呼ばれる分岐元に集められ、そこから脊髄へと上行していきます。

　体性感覚神経は、脳と内臓以外の全身にくまなく分布して、さまざまな種類の刺激を感知しています。感覚受容器が最も密に集まっているのは、表皮・真皮・皮下組織の3層で形成された皮膚です。皮膚には複数の感覚受容器が存在し、それぞれに感知する刺激の内容が異なります。感覚神経が受けた刺激は活動電位に変換され、軸索を経て中枢に伝えられます。活動電位への変換がイオンチャネルを介して行なわれる点は、脳内の活動電位の場合と同じです。

　脊髄が支配している皮膚の領域を図示したものを皮膚分節（デルマトーム）といい、帯状に区分されます。

試験に出る語句

体性感覚
痛覚・触圧覚（接触、圧力、振動など）・温度覚などの皮膚感覚と、筋肉や腱の伸展、関節の動きなどを感知する感覚の総称。

内臓感覚
臓器の状態に伴う感覚。内臓痛、飢餓、渇き、満腹、悪心、痛み、尿意、便意、性欲などの感覚が含まれる。別名、臓器感覚。

キーワード

特殊感覚
視覚、聴覚、嗅覚、味覚、平衡覚。それぞれの感覚受容器は、視覚器、聴覚器、嗅覚器、味覚器といい、聴覚器は平衡覚の受容器としての機能も担う。

深部感覚
深部感覚は位置覚、運動覚、抵抗覚、重量覚、振動覚などから成り、体の各部分の位置、運動の状態、体に加わる抵抗、重量などを感知する感覚。これらの感覚の基盤となるのが関節、筋、腱の動き。

メモ

内臓で生じる感覚
内臓を動かす平滑筋や内臓の粘膜などに分布する神経が痛覚や炎症などを感知するが、胃痛のようにはっきりと自覚できる感覚はまれ。

皮膚の構造と感覚受容器

体性感覚神経の感覚受容器が密集している皮膚は、表皮・真皮・皮下組織の３層構造をしており、皮膚感覚を感知する受容器がある。（P.97 参照）

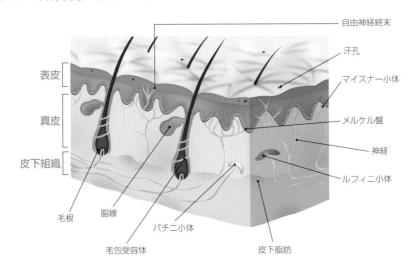

皮膚分節（デルマトーム）

脊髄の感覚神経が支配する領域を示した図。それぞれの番号が、脊髄の支配する皮膚知覚帯を表わしている。

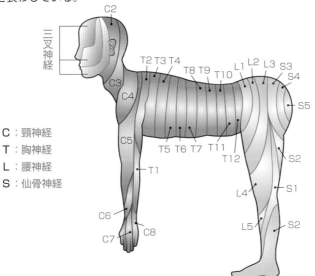

C：頸神経
T：胸神経
L：腰神経
S：仙骨神経

末梢神経系

感覚神経

末梢神経系【機能で分類】

自律神経系

POINT
- 自律神経には交感神経と副交感神経がある。
- 交感神経は全身を活性化させる神経系である。
- 副交感神経は全身をリラックス状態にする神経系である。

2種類の自律神経で活性化と抑制を行なう

　自律神経の「自律」には、意識しなくても何らかの動きが見られる、という意味があります。例えば、ヒトは心臓を動かそうと意識しなくても、心臓が自律的に働き、血管に血液を送り出します。このように、体の諸器官の動きを制御しているのが自律神経です。自律神経は、いずれも脳幹あるいは脊髄から出て神経線維を伸ばし、それぞれに分布する臓器へと到達します。このプロセスの中で、必ず一度はニューロンを乗り換えることも特徴です。

　自律神経はさらに、交感神経と副交感神経の2種類に分けることができます。交感神経は、第1胸髄から第2腰髄までの側角から始まり、前根から出た後、脊椎の両側に縦走する交感神経幹に入ってから、各臓器へと向かいます。このとき交感神経は、交感神経幹かそれ以外の神経節のいずれかでニューロンを乗り換えます。ニューロンを乗り換える前の線維は節前線維ですが、乗り換えた後は節後線維といい、呼び名も変わります。

　一方、副交感神経は脳幹と仙髄から出ています。脳幹から出た神経は頭部から結腸の前半までの臓器や器官、仙髄から出た神経は骨盤内の臓器や器官を支配しています。副交感神経も神経節でニューロンを乗り換えますが、神経節が分布先の臓器や器官のすぐ近くにあるのが特徴です。

　交感神経には、心拍数の増加など体を活性化させる作用があるのに対し、副交感神経には心拍数を減少させるなど抑制的な作用があります。さらに2つの神経は、拮抗的に作用することで体のバランスを保つ働きをします。これを、自律神経系の二重支配といいます。

 試験に出る語句

交感神経
自律神経系を構成する神経。内臓や血管、消化器、汗腺などに分布して体内を活性化する。

副交感神経
脳幹や仙髄から出て、交感神経とは拮抗して抑制的な作用を担う。

節前線維・節後線維
自律神経系がニューロンを乗り換える前の線維を節前線維、乗り換えた後を節後線維という。脳幹や脊髄を出た後のニューロンは、すべて一度はニューロンを乗り換える。

 キーワード

交感神経幹
脊椎の両側を走る神経線維の束。交感神経の一部がここでニューロンを乗り換える。

神経節
中枢神経以外の末梢部において神経細胞が集まっている場所。自律神経系がここでニューロンを乗り換える。

二重支配
交感神経と副交感神経が拮抗的に体のバランスを維持する作用のこと。拮抗支配ともいう。

交感神経と副交感神経

自律神経系は交感神経と副交感神経からなり、消化器や血管系、内分泌系などの不随意器官の機能を促進あるいは抑制する働きを担っている。

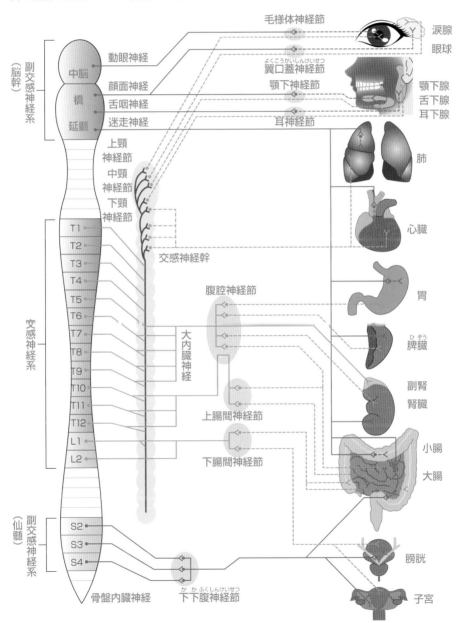

（脳幹）副交感神経系
中脳
橋
延髄

交感神経系

（仙髄）副交感神経系

毛様体神経節
動眼神経
顔面神経
舌咽神経
迷走神経
翼口蓋神経節
よくこうがいしんけいせつ
顎下神経節
耳神経節

上頸神経節
中頸神経節
下頸神経節

T1
T2
T3
T4
T5
T6
T7
T8
T9
T10
T11
T12
L1
L2

交感神経幹

腹腔神経節

大内臓神経

上腸間神経節

下腸間神経節

S2
S3
S4

骨盤内臓神経
下下腹神経節
か ふくしんけいせつ

涙腺
眼球
顎下腺
舌下腺
耳下腺
肺
心臓
胃
脾臓
ひ ぞう
副腎
腎臓
小腸
大腸
膀胱
子宮

末梢神経系

自律神経系

91

Special Column

運動後の頭痛

　運動後に頭痛を起こすことが多く、これを不思議に思っている人もいるかもしれません。例えば、水泳やサッカーなどの激しいスポーツを行なった後、グワングワンあるいはズキンズキンといった感じの痛みが頭全体に広がることがあります。軽い人ではすぐに消えますが、なかには1時間以上この痛みが続く人もいます。このような運動後の頭痛の正体は「良性労作性頭痛」といって、以前は重量挙げをした人に頻発する頭痛と考えられていました。そのため「良性労作性頭痛」を「重量挙げ頭痛」と呼ぶこともあります。いまではあらゆるスポーツで起こる可能性があることが分かっており、またスポーツだけでなく、重いものを持ち上げたときなどにも発症する可能性があります。

　主な原因としては、激しいスポーツによって頭蓋内の静脈が圧迫されうっ血することや、呼吸を止めるために起こる酸素不足などが考えられます。長時間呼吸を止める水泳や素潜り、シンクロナイズドスイミングなどでは特に起こりやすく、また、先述の重量挙げのように力を入れたり息を止めたりといった動作を繰り返すときにも頭の血管が圧迫されて、神経に物理的な刺激を与えてしまいます。これに加え、暑い場所や高所における気圧の変化も、頭痛を助長する要因といわれています。

　対処法として最も簡単なのは、頭痛が発生したらすぐに頭を冷やし、体を横にするなどしてリラックスすること。運動をする前に鎮痛薬を飲んでおくことで、頭痛を予防することもできます。もう一つの対処法は、運動の前後に水分補給をして血流をよくすること。ただし、その場合は体内のミネラル量に配慮することも大事です。特にマグネシウム欠乏が原因となり引き起こされる頭痛の場合、たくさんの汗をかくことでマグネシウムが大量に失われてしまうため、頭痛をさらに悪化させることになります。いずれにしても無理は厳禁です。急に激しい痛みに襲われた場合は、医療機関で診察を受けるようにしましょう。

第2部

脳の働き

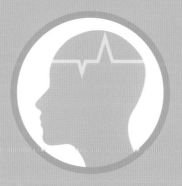

PART1

感覚

感覚とは何か

POINT
- 感覚には体性感覚、内臓感覚、特殊感覚がある。
- センサーでキャッチし、感覚神経が中枢へ伝える。
- 感覚の情報は上行性伝導路で脳に届けられる。

体性感覚、内臓感覚、特殊感覚がある

　ヒトは、体のあちこちにある多様なセンサーで常に外界や体内の情報を感知しています。それらの情報や、情報を集めて伝えるしくみが感覚です。

　ヒトの感覚は、体性感覚、内臓感覚、特殊感覚の３つに分けられます。

　体性感覚とは皮膚や筋肉などで感知するもので、痛みや温度の感覚、体の各部の位置や動きの感覚などのことです（P.96 参照）。内臓感覚には、空腹感や吐き気、内臓の痛みなど自覚できる感覚のほか、血圧や血液の酸素濃度など自覚できない感覚も含まれます（P.102 参照）。特殊感覚とは、特殊な装置でキャッチするもののことで、視覚、嗅覚、聴覚、平衡覚、味覚のことです（P.104 〜 123 参照）。

感覚の情報は中枢に集められる

　全身のセンサーがキャッチした感覚の情報は、末梢神経系の感覚神経の線維によって、中枢神経系の脊髄や脳に届けられます。センサーでキャッチされた情報は、感覚神経を伝わって後角から脊髄に入り、脊髄を上って脳へと届けられます。脳に届いた情報は、意識的に、または無意識的に処理され、その結果、さまざまな行動を起こし、内臓機能の調整などが行なわれます。また、ある情報は脊髄に入ったところで脊髄反射を起こし、脊髄の前角から運動神経や自律神経へと指令が発せられます。

　感覚の情報は末梢から中枢へ "上り" のルートで伝えられるため、このルートを上行性伝導路といいます。

感覚の種類

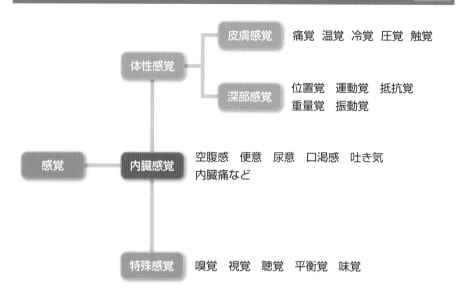

感覚神経の伝道路

感覚の情報が伝わる伝導路は、末梢から中枢への"上り"のルートで、上行性伝導路と呼ばれる。

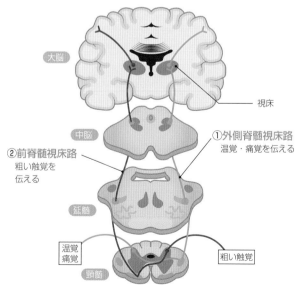

体性感覚の種類とセンサー

- ●体性感覚には皮膚感覚と深部感覚がある。
- ●皮膚感覚には、痛覚、冷覚、温覚、触覚、圧覚がある。
- ●深部感覚には、位置覚、運動覚、抵抗覚、重力覚などがある。

痛みや温覚などの皮膚感覚

　体性感覚には、皮膚で感じる皮膚感覚と筋肉や関節などで感じる深部感覚があります。

　皮膚感覚には、皮膚が傷ついたときなどに感じる痛覚、ものの温度を感じる冷覚と温覚、何かに触れたときの触覚、圧迫されたことを感じる圧覚があります。

　皮膚感覚を感知するセンサー（受容器）にはいくつかの種類があります。自由神経終末は全身の皮膚の表皮に広く分布し、痛覚を中心にほとんどの感覚を感知します。表皮や口腔粘膜などにあるメルケル盤は主に触覚を、真皮にあるルフィニ小体は温覚や触覚、圧覚を感知します。真皮の浅いところにあるマイスナー小体は微細な触覚を、真皮の深いところにあるパチニ小体は主に圧覚を感知します。指先や口唇などの皮膚感覚が敏感なのは、これらのセンサーが密に分布しているからです。

体の位置や動きを感じる深部感覚

　深部感覚は筋肉や関節などで感知する感覚で、四肢などの位置を感知する位置覚、体がどう動いたかを感知する運動覚、体にかかる抵抗を感知する抵抗覚、ものの重さを感知する重量覚があります。また体の振動を感知する振動覚もあります（皮膚感覚とする場合もある）。

　筋肉や腱、靱帯にあるゴルジ腱器官は、筋肉などが伸ばされたことを感知します。また皮膚感覚のセンサーと同じ構造のものが関節包や靱帯、骨膜などに広く分布していて、それらが深部感覚を感知しています。

 試験に出る語句

体性感覚
皮膚感覚と深部感覚のこと。皮膚や筋肉、関節などにあるセンサーで感知する。

皮膚感覚
皮膚の表皮や真皮に分布するセンサーで感知する。痛覚、冷覚、温覚、触覚、圧覚がある。

深部感覚
筋肉や関節などにあるセンサーで感知する。位置覚、運動覚、抵抗覚、重量覚、振動覚などがある。

 キーワード

受容器
生体において、さまざまな情報や刺激を感知し、伝達する装置や細胞のこと。

 メモ

深部感覚とバランス
深部感覚の位置覚や運動覚は、体のバランスを維持するのに重要な感覚。この感覚があるおかげで、鏡で見なくても自分の姿勢や動きが分かる。

皮膚の構造とセンサー

自由神経終末
全身の皮膚に広く分布する。髄鞘がない神経の末端が皮膚の表皮まで伸びる。ほとんどの感覚を感知する。

メルケル盤
表皮の基底層にあるメルケル細胞と神経線維で構成された装置。触覚を感知する。

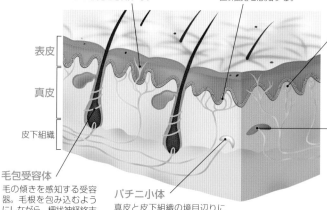

表皮

真皮

皮下組織

マイスナー小体
先端が卵型の受容器。繊細な感覚を感知する。

ルフィニ小体
層状の受容器。温覚、触覚、圧覚を感知する。

毛包受容体
毛の傾きを感知する受容器。毛根を包み込むようにしながら、柵状神経終末と呼ばれる構造をつくる。

パチニ小体
真皮と皮下組織の境目辺りにあり、主に圧覚を感知する。

感覚

体性感覚の種類とセンサー

深部感覚

①位置覚
頭、両腕、両脚の位置を感知する位置覚により、自分の姿勢は見なくても分かる。

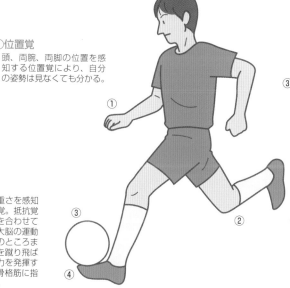

③抵抗覚
ボールが足に当たったのを感知する抵抗覚。皮膚感覚の触覚や圧覚も関係している。

④重量覚
ボールの重さを感知する重量覚。抵抗覚と重量覚を合わせて分析し、大脳の運動野が目的のところまでボールを蹴り飛ばすための力を発揮するように骨格筋に指令を出す。

②運動覚
ボールを蹴るために脚がどのように動いているかなどを感知する運動覚。どんな運動が起きているかを知るためには、視覚などの感覚も関係してくる。

大脳の1次体性感覚野

POINT
- ●体性感覚は脊髄を上行して大脳の1次体性感覚野に届く。
- ●1次体性感覚野は大脳の中心後回にある。
- ●感覚が鋭敏な部位は大脳が担当する範囲も広い。

感覚の情報は大脳中心後回に集まる

　体性感覚は、皮膚などから感覚神経によって脊髄に送られ、脊髄を上行し、大脳の中心溝後方の中心後回に届きます。この部分を1次体性感覚野といいます。

　1次体性感覚野は、右脳が左半身を、左脳が右半身を担当しています。1次体性感覚野は、場所によって担当する体の部位が違います。右頁下図のように、例えば頭頂部に当たる部分は下肢の感覚を、側頭部の辺りは顔の感覚を担当しています。この図では、大腿や下腿に比べて足部が極端に大きく、手や顔、特に口唇なども異様なほどに大きく描いてあります。これは、体の各部位を1次体性感覚野のどの範囲が担当しているかを示したものです。手や口唇などを担当する範囲が広いのは、これらの部位には感覚のセンサーが密に配置されていて、より多くの情報が集まってくるからです。言い換えれば、この図で極端に大きく描いてある部位は、感覚が鋭敏で細かな感覚も感知できるということです。

1次運動野とよく似た配置

　大脳の中心溝の前方の一帯（中心前回）には1次運動野があります。1次運動野の図（P.155参照）を見ると、担当する体の部位が似た配置になっていることが分かります。これは、感覚と運動が互いに深い関係にあることを示しています。脳の障害でどこかの感覚に問題が起きると、その部位の動作にも問題が起こります。感覚の情報は運動にも欠かせないのです。

試験に出る語句

1次体性感覚野
大脳の中心溝の後方（中心後回）にある。

1次運動野
大脳の中心溝の前方（中心前回）にある。

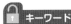

キーワード

中心溝
大脳の頭頂部から側頭部に向かって走る深い溝。

中心後回
中心溝の後方の一帯。「回」は溝と溝の間の膨らんだ部分のこと。

メモ

2次体性感覚野
1次体性感覚野の外下方にある。1次体性感覚野のようにはっきりした担当区分はないと考えられている。

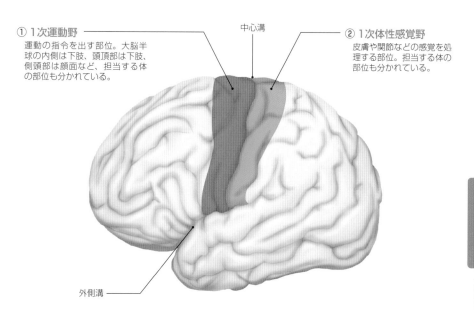

① 1次運動野
運動の指令を出す部位。大脳半球の内側は下肢、頭頂部は下肢、側頭部は顔面など、担当する体の部位も分かれている。

中心溝

② 1次体性感覚野
皮膚や関節などの感覚を処理する部位。担当する体の部位も分かれている。

外側溝

1次体性感覚野の身体各部の分担

1次体性感覚野では担当する体の部位が決まっている。指先や口唇などは担当する範囲が大きく、感覚が鋭敏であることが分かる。

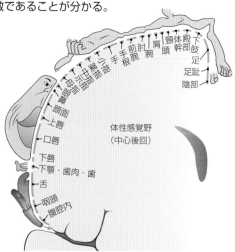

体性感覚野
（中心後回）

痛みの生理

- ●痛みには、体性痛、内臓痛、関連痛などがある。
- ●神経そのものの損傷で起こる痛みを神経障害性疼痛という。
- ●刺激などを感知して起こる痛みを侵害受容性疼痛という。

体の異常を伝えるシグナルとしての痛み

　痛みはとても不快でつらい症状です。主観的なもので、血圧や体温のように測定することはできません。痛みは、不安やストレスなどの心理的・社会的な問題や、自分の存在意義のゆらぎなどスピリチュアルな問題にも影響を受け、強くなることがあります。

　皮膚の傷、打撲や骨折などによる痛みは体性痛といいます。体性痛は、痛む場所が明確なことや持続的なのが特徴です。内臓の病気などで起こる腹痛などは内臓痛（P.102参照）といいます。内臓痛は、胃腸の強い収縮や臓器の腫れ、がんなどで起こります。痛む場所があいまいで、痛みが強くなったり弱まったりする（間欠的）傾向があります。また障害の場所とは違う場所が痛むものを関連痛といいます。心筋梗塞のときに左の肩や腕、顎などが痛む例が代表的です。関連痛は、それぞれの神経が近くを通っているために情報が混線、または勘違いするのが原因です。

痛みのメカニズムによる分類

　感覚神経そのものが、けがや炎症、手術による切断などで損傷を受けたり圧迫されたりして起こる痛みを神経障害性疼痛（しんけいしょうがいせいとうつう）といいます。

　また、何かの刺激を感覚神経が感知し、痛みと感じるものを侵害受容性疼痛（しんがいじゅようせいとうつう）といいます。刺激となるものには、ひどくぶつけた、針が刺さったなどの体への強い刺激や、組織の炎症や虚血、損傷によって組織から出る発痛物質による刺激があります。

試験に出る語句

神経障害性疼痛
神経そのものの損傷や圧迫などで起こる痛み。

侵害受容性疼痛
強い刺激や組織からの発痛物質を感覚神経が感知して起こる痛み。神経は損傷していない。

キーワード

スピリチュアル（な痛み）
「霊的な」と訳されることがあるが、俗にいう「霊感」などとは意味が違う。日本語には適切な言葉がない。痛みには、自分自身の存在意義や生きる意味、孤独、運命、懺悔、神の存在などスピリチュアルな要素が深くかかわる。

メモ

痛みを測るスケール
主観的なものである痛みを、できるだけ客観的に評価するためのスケールが開発されている。数値で表すものや、顔の表情を選ぶものなどがある。

痛みのメカニズムによる分類

痛みには、神経の直接損傷に伴う神経障害性疼痛と、組織への刺激や炎症による侵害性疼痛がある。

| 侵害受容性疼痛 | 神経障害性疼痛 |

① 機械的刺激

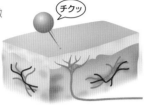

チクッ

組織への切る、刺すなどの機械的刺激による痛み

末梢神経や中枢神経の損傷による痛み

② 発痛物質

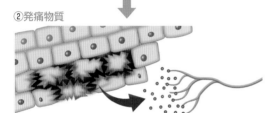

組織が損傷（炎症・虚血）し、発痛物質の放出による痛み

感覚

痛みの生理

痛みのスケールの例

日本ペインクリニック学会が提唱する『Face Scale』と呼ばれるもので、患者に絵を見せて痛みの程度がどのくらいかを選んでもらうもの。3歳以上くらいの幼児にも使えるのが利点。これ以外にも顔の数が違うスケールもある。

0	2	4	6	8	10
痛くない	ほんの少し痛い	少し痛い	痛い	かなり痛い	非常に痛い

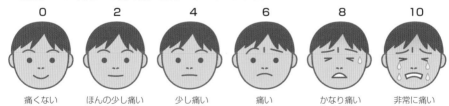

Athletics Column

脳内麻薬様物質とスポーツ

　ひどいケガをしたときや出産時など、強い痛みを生じるような状況では、脳から痛みを和らげる物質が分泌されます。代表的なのはβエンドルフィン。強い鎮痛作用を持つため、これらの脳内物質は脳内麻薬様物質とも呼ばれます。βエンドルフィンは激しいスポーツでも分泌されるといわれています。いわゆる「ランナーズハイ」は、βエンドルフィンの持つ快楽作用によるものです。

内臓感覚

内臓痛は内臓の病気を知らせている

内臓から生じる感覚が内臓感覚です。内臓感覚には、内臓の痛み（内臓痛）、空腹感や満腹感、口喝感（のどが渇いた感覚）、吐き気、尿意や便意などがあります。

内臓痛は、胃腸が強く収縮またはけいれんしたり、内臓が腫れたり圧迫されたりして生じます。また内臓に血液が届かなくなって組織が損傷したり、がんが神経に浸潤することなどによって起こる内臓痛もあります。

吐き気などの不快感は脳が起こす

空腹感や満腹感、吐き気などは、胃腸などでそれらの感覚が発生しているのではなく、体の状態に応じて脳が起こす症状です。

内臓にはさまざまなセンサーがついています。例えば胃腸の壁にはそれが引き伸ばされたことを感知するセンサーが、大動脈や頸動脈には血液中の酸素濃度を感知するセンサー（化学受容器）や血圧を感知するセンサー（圧受容器）がついています。また小腸や肝臓、視床下部には血糖値（血液中のブドウ糖濃度）を感知するセンサーが、また脳幹などには化学物質を感知するセンサーなどがあります。これらのセンサーで感知した情報は自覚できるものではありませんが、その情報が脳に送られた結果、状況に応じて脳がさまざまな症状を起こします。脳は、血糖値が低ければものを食べさせるために空腹感を、体内の水分量が足りなければ水を飲ませるために口渇感を、膀胱に尿が充満したらトイレに行かせるために尿意を起こすのです。

内臓感覚
内臓から生じる感覚。内臓痛、空腹感、満腹感、吐き気、口渇感、尿意、便意などがある。

化学受容器
血液中の酸素濃度や血糖値などを感知するセンサー。大きな血管や脳幹などにあるほか、味覚や嗅覚を感知するセンサーも化学受容器である。

圧受容器
血圧を感知するセンサーで、大動脈や心房、心室にある。

浸潤
じわじわと周囲にしみ出すように広がること。がん細胞の広がり方の一つ。

内臓機能の調節
内臓にあるセンサーからの情報に基づいて、自律神経が呼吸や心拍数、血圧などを調節している。

内臓から生じる感覚を内臓感覚という。内臓痛などの内臓感覚は、内臓の病気を知らせるサインである場合がある。

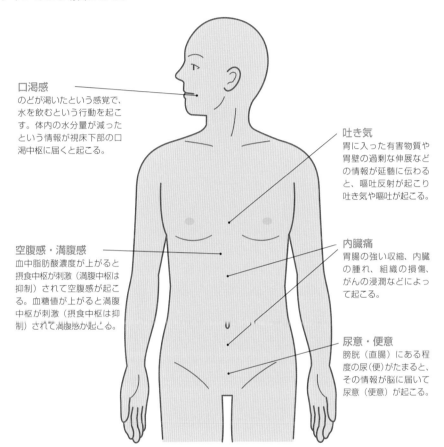

口渇感
のどが渇いたという感覚で、水を飲むという行動を起こす。体内の水分量が減ったという情報が視床下部の口渇中枢に届くと起こる。

吐き気
胃に入った有害物質や胃壁の過剰な伸展などの情報が延髄に伝わると、嘔吐反射が起こり吐き気や嘔吐が起こる。

空腹感・満腹感
血中脂肪酸濃度が上がると摂食中枢が刺激（満腹中枢は抑制）されて空腹感が起こる。血糖値が上がると満腹中枢が刺激（摂食中枢は抑制）されて満腹感が起こる。

内臓痛
胃腸の強い収縮、内臓の腫れ、組織の損傷、がんの浸潤などによって起こる。

尿意・便意
膀胱（直腸）にある程度の尿（便）がたまると、その情報が脳に届いて尿意（便意）が起こる。

感覚

内臓感覚

COLUMN

内臓痛は痛む場所がはっきりしないことが多い

　内臓痛は、どこが痛いのかがピンポイントで特定できない傾向があります。切り傷や打撲なら明らかにその場所が痛みます。しかし内臓痛の場合、「下腹部が痛い」「胃の辺りが痛む」など、だいたいのエリアで感じることが多いのです。とはいえ病気の診断には、痛む場所や痛み方が多少あいまいでも、ありのままの表現が大変役に立ちます。患者は「みぞおちの辺りがキリキリ痛む」「おへその右下辺りに重い痛みがある」など、無理に医学用語を使おうとせず、ありのままに伝えることが大切です。

嗅覚を感知する嗅上皮

感覚

POINT
- ●鼻腔の外側からせり出す鼻甲介により、鼻腔は意外に狭い。
- ●鼻腔の天井にある嗅上皮は指先ほどの面積。
- ●嗅上皮には嗅細胞と支持細胞、基底細胞などがある。

鼻腔は真っすぐなトンネルではない

 もののにおい（気体の化学物質）を感知するしくみやその感覚が嗅覚です。嗅覚を感知する感覚器は鼻腔にあります。

鼻の中の空間が鼻腔です。左右の鼻腔を隔てる中央の壁を鼻中隔といいます。また鼻腔の外側の壁からは、上鼻甲介、中鼻甲介、下鼻甲介と呼ばれる3つのひさしのような出っ張りがせり出しています。そのため鼻腔はただの丸いトンネルではなく、複雑に入り組んで狭く、そのぶん表面積は大きくなっています。鼻腔の内面は粘膜で覆われていて、分泌される粘液によって常に湿った状態に保たれています。鼻腔のさらに奥は咽頭で、口腔の奥とつながり、さらに下方の気管や食道につながっています。

嗅覚を感知する嗅上皮の構造

嗅覚は、鼻腔の粘膜全体で感じるのではなく、左右の鼻腔の天井部分にある指先ほどの広さの嗅上皮という部分で感知します。嗅上皮には、嗅覚を感知する嗅細胞と、それを支える支持細胞、基底細胞が並んでいます。ところどころにボウマン腺という粘液を出す腺があり、これが嗅上皮の表面を潤しています。そして粘液の中に、嗅細胞の先端にある嗅線毛（嗅毛）が伸びています。

嗅細胞の線維は、鼻腔の天井に当たる頭蓋骨（篩骨）を貫き、頭蓋骨の底にある嗅球という組織に入ります。嗅球は第Ⅰ脳神経の嗅神経の先端で、大脳辺縁系（P.58参照）の一部を構成しています。

試験に出る語句

嗅細胞
嗅覚を感知する細胞。先端にある嗅線毛（嗅毛）が鼻粘膜表面を潤す粘液の中に伸びている。

嗅球
嗅上皮の上の頭蓋骨を貫いたその上にある嗅神経の先端部分。

キーワード

第Ⅰ脳神経
脳神経とは、脳に出入りする末梢神経のこと（P.82参照）。その1番目の第Ⅰ脳神経が嗅神経。

メモ

嗅上皮の面積
嗅上皮は片方で3〜5cm²程度の広さ。

鼻腔の構造

嗅覚を感知する嗅上皮は左右の鼻腔の天井にある。

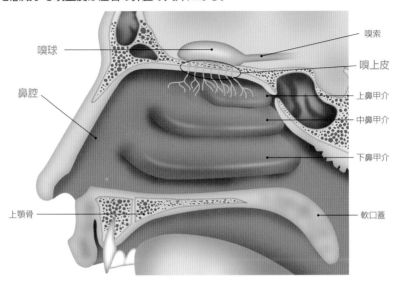

嗅球

嗅索

嗅上皮

鼻腔

上鼻甲介

中鼻甲介

下鼻甲介

上顎骨

軟口蓋

嗅上皮の構造

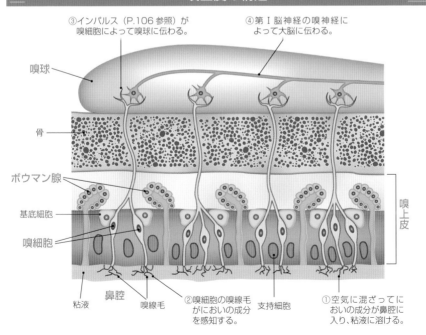

③インパルス（P.106 参照）が
嗅細胞によって嗅球に伝わる。

④第Ⅰ脳神経の嗅神経に
よって大脳に伝わる。

嗅球

骨

ボウマン腺

基底細胞

嗅細胞

嗅上皮

粘液

鼻腔

嗅線毛

②嗅細胞の嗅線毛
がにおいの成分
を感知する。

支持細胞

①空気に混ざってに
おいの成分が鼻腔に
入り、粘液に溶ける。

105

嗅覚情報の感知と伝達

POINT
- 嗅線毛の表面の嗅覚受容体がにおいの成分を感知する。
- 1個の嗅覚受容体が感知できる化学構造は1種類。
- においの情報は嗅上皮→嗅球→嗅索→嗅覚野へ送られる。

においの成分を嗅上皮で感知する

　鼻腔に入ってきたにおいの成分は、嗅上皮を潤す粘液に溶け込みます。粘液の中に伸びている嗅線毛の表面には嗅覚受容体というスイッチのようなものがあり、ここににおいの成分が結合すると嗅細胞にインパルス（活動電位）が生じます。するとそのインパルスが上方にある嗅球へ、さらに嗅索、大脳皮質の嗅覚野へと伝わり、記憶の情報などと統合され、においとして認識されます。

　1個の嗅覚受容体は、それに結合できる科学的構造を持つ物質だけを感知します。それは鍵穴と鍵の関係と同じです。嗅覚受容体の鍵穴に合う部分を持つ鍵＝物質ならば、化学構造が多少違っていても感知しますが、構造が全く違う物質は感知できません。1個の嗅細胞の嗅線毛にはたくさんの嗅覚受容体がありますが、みな同じ構造なので、1個の嗅細胞は特定の化学構造を持つ物質を感知する。ヒトの場合、嗅覚受容体の種類は350〜400といわれていますが、嗅ぎ分けられるにおいはその数を大きく超えます。それは、いくつもの化学物質で構成されている一つのにおいが、たくさんの嗅細胞からの情報の組み合わせで認識されるからです。

においと記憶・情動

　あるにおいを嗅いで昔の記憶がよみがえった、すっきりした香りで集中力が高まった、好きな香りでリラックスしたといった変化を経験することがあります。これは、嗅神経が記憶や情動をつかさどる大脳辺縁系の一部だからです。

試験に出る語句

嗅索
嗅球と大脳の嗅覚野をつなぐ軸索の束。

嗅覚野
左右の大脳半球の中心側の前方にある。

キーワード

嗅覚受容体
嗅細胞に生えている嗅線毛の表面にあるセンサー。1つの受容体は1種類の化学構造のみ感知できる。

メモ

ヒトの嗅覚
犬などには劣るが、ヒトの嗅覚もかなり敏感である。最近の研究では1兆種類ものにおいを認識できるともいわれる。ただし個人差が大きいのも特徴。

においの成分を感知するしくみ

1個の嗅細胞が持つ受容体は1種類で、その受容体に合う構造を持つ物質を感知する。

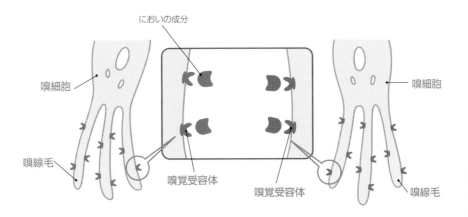

においの成分

嗅細胞

嗅細胞

嗅線毛

嗅覚受容体

嗅覚受容体

嗅線毛

嗅覚情報の伝達

嗅覚の情報は、嗅球、嗅索を通り、その上方にある大脳の嗅覚野に伝えられる。

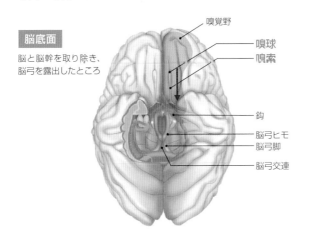

脳底面

脳と脳幹を取り除き、
脳弓を露出したところ

嗅覚野

嗅球
嗅索

鈎

脳弓ヒモ
脳弓脚

脳弓交連

COLUMN

クサいにおいでも慣れてしまう

　同じにおいを嗅いでいると、やがてそのにおいを感じなくなります。これを馴化（順化）といいます。しかしこれは嗅覚の麻痺ではありません。ほかのにおいは感じられますし、空気を入れ替えたり、外に出るなどして時間をおけば、またそのにおいを感じられるようになります。

視覚を感知する眼球

角膜と虹彩と水晶体

2つの眼球は頭蓋骨の眼窩に収まっています。眼球の黒目の表面は角膜に、それ以外の部分は白い強膜に覆われています。角膜の奥には虹彩があり、虹彩の中心に開いている穴が瞳孔です。虹彩の奥にある水晶体はいわばレンズで、周囲につく毛様体小帯により、その外側の毛様体につられています。

虹彩と毛様体は、強膜の内側の脈絡膜とつながっています。脈絡膜には血管がたくさん走っています。また虹彩、毛様体、脈絡膜にはメラニン色素が多く黒褐色をしているため、これらはまとめてぶどう膜と呼ばれます。

角膜と虹彩の間の空間を前眼房、虹彩と水晶体の間の空間を後眼房といいます。これらの空間は眼房水と呼ばれる水で満たされています。眼房水は毛様体の表面の細胞からしみ出し、後眼房から前眼房に出て、虹彩の根元の辺りで静脈に吸収され、常に循環しています。

光を感知する網膜は眼球の内面を覆う

水晶体の奥には硝子体という透明のゲル状の組織が詰まっています。それを包むように眼球の内面を覆うのが網膜で、ここには光を感知する視細胞がたくさん並んでいます。眼球の奥の中心にある凹みを中心窩といいます。中心窩には視細胞が密集しており、視力の中心的役割を担っています。中心窩よりほんの少し内側（鼻側）に、視神経や血管が出入りする視神経乳頭があります。この部分には視細胞がないため視覚が遮られ、盲点と呼ばれます。

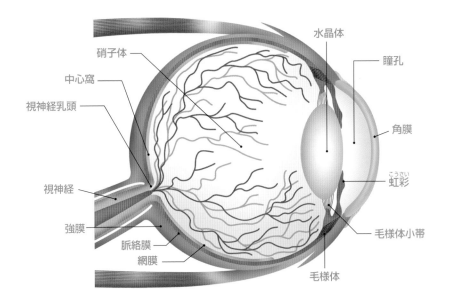

- 水晶体
- 瞳孔
- 硝子体
- 中心窩
- 角膜
- 視神経乳頭
- こうさい
  虹彩
- 視神経
- 強膜
- 脈絡膜
- 網膜
- 毛様体小帯
- 毛様体

前眼部の横断面

水晶体は毛様体小帯によって毛様体筋につながっている。前眼房と後眼房には眼房水が循環している。

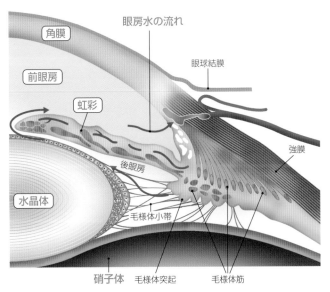

- 眼房水の流れ
- 角膜
- 眼球結膜
- 前眼房
- 虹彩
- 強膜
- 後眼房
- 水晶体
- 毛様体小帯
- 硝子体　毛様体突起
- 毛様体筋

視覚情報の感知と伝達

網膜の視細胞が光を感知する

目に入ってくる光はまず角膜で屈折し、さらに水晶体で屈折して、網膜に上下左右が反対になった像を結びます。見るものまでの距離に応じたピント調節は、水晶体の周囲につく毛様体小帯と毛様体の筋肉が水晶体の厚さを変えることで行なっています。

網膜に当たった光は視細胞が感知します。視細胞には明るさを感知する桿体細胞と、色を感知する錐体細胞があります。さらに錐体細胞には、光の三原色のうち赤を感知する赤錐体、青を感知する青錐体、緑を感知する緑錐体の3種類があります。網膜の中心にある中心窩には錐体細胞が多く、周辺に行くほど桿体細胞が多くなります。

視覚の情報は視交叉を経て視覚野へ送られる

網膜の視細胞が明るさや色を感知して生じたインパルスは、眼球の奥の視神経乳頭から出る視神経によって、大脳の後頭部にある視覚野へと送られます。このとき、視野の耳側（網膜の鼻側）に映った像の情報は大脳の反対側に、視野の鼻側（網膜の耳側）に映った像の情報は同じ側の視覚野へ送られます。そのため視野の左半分の情報は右脳へ、視野の右半分の情報は左脳に送られることになります。このように視神経は脳の底で交叉しており、この部分を視交叉といいます。

視覚野に届いた情報は、上下左右に反転した像が元に戻され、記憶や知識、同時に得られた聴覚などの情報と統合されて、「○○が見えた」と認識することになります。

 試験に出る語句

桿体細胞
桿体ともいう。先端が四角い細胞。光の量が少なくても、高感度に明暗を見分ける。

錐体細胞
錐体ともいう。先端が円錐状をした細胞。感知する光の周波数によって赤、青、緑の3種類がある。

視神経
第Ⅱ脳神経。

視交叉
視神経が脳底部で交叉している部分のこと。網膜の鼻側からの神経線維が視交叉で反対側に交叉する。

 キーワード

耳側・鼻側
顔や頭に関連してものの位置を示すとき、両外側を耳側、その反対に体の中心に近い側を鼻側という。

 メモ

暗いと色が分からなくなる理由
桿体細胞は感度が高く、わずかな光でも感知できる。一方の錐体細胞は感度が悪く、十分な光がないと感知できない。そのため、暗い場所では錐体細胞が光を感知できず、色が分からなくなる。

網膜の視細胞

桿体細胞と錐体細胞が光を感知し、視神経の線維視覚細胞で感知された情報が、視神経によって大脳の視覚野に伝えられる。

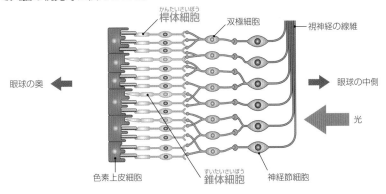

桿体細胞（かんたいさいぼう）　双極細胞　視神経の線維

眼球の奥　　　　　　　　　　　　　　　眼球の中側

光

色素上皮細胞　　錐体細胞（すいたいさいぼう）　神経節細胞

視野と視交叉

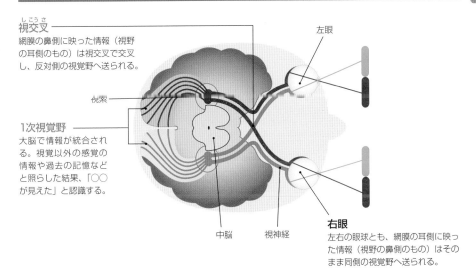

視交叉（しこうさ）
網膜の鼻側に映った情報（視野の耳側のもの）は視交叉で交叉し、反対側の視覚野へ送られる。

左眼

倪索

1次視覚野
大脳で情報が統合される。視覚以外の感覚の情報や過去の記憶などと照らした結果、「○○が見えた」と認識する。

中脳　　視神経

右眼
左右の眼球とも、網膜の耳側に映った情報（視野の鼻側のもの）はそのまま同側の視覚野へ送られる。

COLUMN

視野の欠損と神経の異常

　病気などで視野が欠けた場合、どの部分が欠けているかを詳しく調べると、眼球や視神経のどこに異常があるのかを推測することができます。例えば視野の外側だけが欠損している場合、視交叉の部分に問題があることが推測できます。

111

感覚

聴覚を感知する耳

POINT
- 耳介と外耳道を外耳という。
- 鼓膜とその奥の鼓室が中耳で、中に耳小骨がある。
- 音を感知する蝸牛は内耳の中にある。

外耳、中耳、内耳で構成される

　耳は聴覚と平衡覚を感知する役割を持っていますが、それらを感知するのはそれぞれ別の器官です。

　聴覚の感知を担うのは、外耳と中耳、内耳の蝸牛（かぎゅう）です。外から見える耳介と、鼓膜までの外耳道が外耳です。耳介は集音器で、外耳道は音の振動を伝えるトンネルです。

　外耳道の奥にフタをするように位置する鼓膜と、その奥の空間（鼓室）が中耳です。中耳にはツチ骨、キヌタ骨、アブミ骨という３つの耳小骨があります。耳小骨はいずれも数mmの大きさで、人体で最小の骨です。鼓室は耳管によって咽頭とつながっています。

　中耳の奥が内耳です。内耳は、前庭、半規管、蝸牛の３つの部分からなり、音の感知にかかわるのは前庭と蝸牛です。内耳は形が複雑なことから迷路と呼ばれます。すべて側頭骨の錐体に埋まっており、その外枠になっている骨の部分を骨迷路、中に入っている膜状のものを膜迷路といいます。膜迷路と骨迷路の間は外リンパ液、膜迷路の中は内リンパ液で満たされています。

蝸牛の中にあるコルチ器

　内耳の前庭につながる渦巻き状の器官が蝸牛です。蝸牛の断面を見ると前庭階、中央階、鼓室階の３階建てになっていますが、実は前庭階と鼓室階は渦巻きの中心（頂上）でつながっています。中央階と鼓室階を隔てる壁に基底膜という膜があり、上にコルチ器という装置が乗っており、ここに音の振動を感知する有毛細胞が並んでいます。

試験に出る語句

骨迷路
内耳は形が複雑なことから迷路と呼ばれ、側頭骨の錐体の中にある骨の空洞＝内耳の外枠になる部分を骨迷路という。その形を例えるならカタツムリの殻。

膜迷路
骨迷路の中にあり、膜の中に聴覚や平衡覚の器官を備えた器官。骨迷路と同じような形。

蝸牛
蝸牛とはかたつむりのこと。形がそっくりなことからこの名前で呼ばれている。

キーワード

外リンパ液・内リンパ液
膜迷路と骨迷路の間を満たすリンパ液を外リンパ液、膜迷路の中を満たすリンパ液を内リンパ液という。

メモ

飛行機で耳が痛くなったときに行なう耳抜き
飛行機の上昇時などに耳が痛くなるのは、鼓室と外の圧力に差ができて鼓膜が引っ張られるため。ものを飲み込んだり、鼻をつまんで息むと耳管が開き、外と鼓室の圧力差が解消され、痛みが消える。

耳の構造

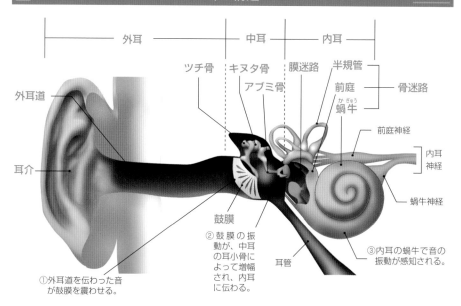

外耳　中耳　内耳

ツチ骨　キヌタ骨　膜迷路　半規管
アブミ骨　前庭　骨迷路
蝸牛（かぎゅう）

外耳道

耳介

前庭神経

内耳神経

蝸牛神経

鼓膜

②鼓膜の振動が、中耳の耳小骨によって増幅され、内耳に伝わる。

耳管

③内耳の蝸牛で音の振動が感知される。

①外耳道を伝わった音が鼓膜を震わせる。

蝸牛の構造

蝸牛の蝸牛管にあるコルチ器が、外リンパから内リンパに伝わった振動を感知する。

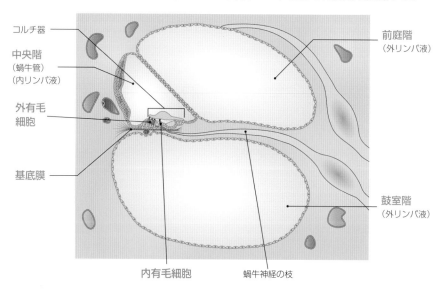

コルチ器

中央階
（蝸牛管）
（内リンパ液）

外有毛
細胞

基底膜

前庭階
（外リンパ液）

鼓室階
（外リンパ液）

内有毛細胞　　蝸牛神経の枝

感覚

聴覚を感知する耳

聴覚情報の感知と伝達

感覚

POINT
- ●鼓膜の振動が耳小骨で増幅されて内耳に伝わる。
- ●内耳の蝸牛の振動を有毛細胞が感知する。
- ●聴覚の情報は側頭葉の聴覚野に伝えられる。

中耳で増幅、内耳で感知

　耳介で集められて外耳道を通ってきた音は、鼓膜を振動させます。鼓膜の振動は、鼓膜の裏側につく3つの耳小骨によって増幅され、いちばん後ろのアブミ骨によって内耳の前庭に伝えられます。すると内耳の前庭を満たしている外リンパ液が振動し、振動は蝸牛へと伝わります。

　前庭の外リンパ液の振動は蝸牛の前庭階へ、そして渦巻きの中心から鼓室階へと伝わっていきます。するとこれらの間にある中央階も振動し、その振動をコルチ器に並ぶ有毛細胞が感知して、インパルスに変換します。蝸牛の渦巻きの外側では周波数の高い音を、渦巻きの中心に向かうほど周波数の低い音を感知するようになっています。

　音を感知する内耳は頭蓋骨に埋まっているので、音によって頭蓋骨に生じる振動も音として感知することができます。このしくみを骨伝導といい、これを利用したヘッドホンはすでに実用化されています。また音を伝えるプロセスの障害によって起こる伝音性難聴では、骨伝導を利用すれば音を聞くことができる可能性があります。

聴覚野は大脳の側頭葉にある

　有毛細胞で生じたインパルスは、そこにつながる蝸牛神経によって大脳の側頭葉にある聴覚野に伝えられます。聴覚野では、記憶や知識などと照らして何の音であるかが判断され、さらに左右の耳でとらえた情報の差などを分析し、音源の場所や動きなどが解析されます。

 試験に出る語句

前庭階・鼓室階・中央階
蝸牛の3階建ての構造。前庭階と鼓室階は渦巻きの中心でつながっている。前庭階と鼓室階には外リンパ液が、中央階には内リンパ液が入っている。

コルチ器
蝸牛の中央階の中にある装置。基底膜の上に、音の振動を感知する有毛細胞やそれを支える細胞などが乗っている。

 キーワード

伝音性難聴
鼓膜や耳小骨など音の振動を伝えるプロセスの問題で起こる難聴。音の振動を感知するところの問題で起こる難聴は感音性難聴という。

 メモ

蝸牛の場所で感知する周波数が違う理由
渦巻きの外側では、コルチ器が乗っている基底膜の幅が狭く硬いため、高い周波数の振動に同調する。渦巻きの中心の基底膜は幅広く柔らかいため、低い周波数の振動と同調する。

聴覚情報を感知するしくみ

蝸牛管内での音波の進路

蝸牛の前庭階と鼓室階は蝸牛の中心でつながっており、振動は前庭階→鼓室階へと伝わる。

コルチ器の構造

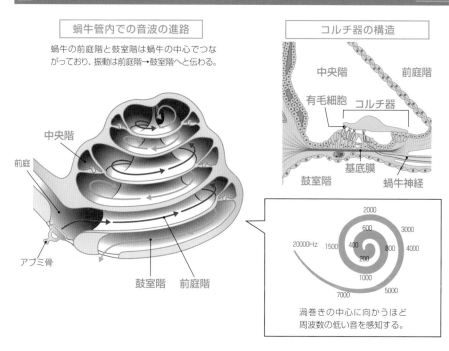

渦巻きの中心に向かうほど
周波数の低い音を感知する。

聴覚野

聴覚野は大脳の側頭葉の横側頭回に位置し、聴覚情報の処理を担っている。

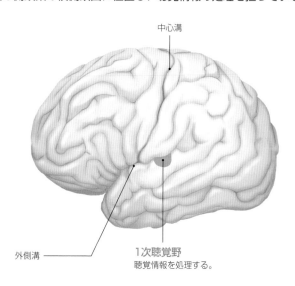

感覚

平衡覚を感知する内耳

POINT
- ●平衡覚を感知する装置は内耳の前庭と半規管にある。
- ●前庭の卵形嚢と球形嚢の中には平衡斑がある。
- ●半規管の根元の膨大部には膨大部稜がある。

前庭の卵形嚢と球形嚢には平衡斑がある

　平衡覚を感知する器官は内耳にあります。内耳にある聴覚を感知する器官とは別のものです。

　中耳の奥につながる前庭の上方には3つのループ状の半規管（三半規管ともいう）があります。平衡覚を感知する器官は、この前庭と半規管の中にあります。

　前庭には卵形嚢と球形嚢があります。これらは膜迷路の一部が袋状に膨らんだもので、内部は内リンパ液で満たされています。卵形嚢と球形嚢の中には平衡斑という装置がついています。平衡斑は、ゼリー状の平衡石膜に平衡砂（耳石）と呼ばれる炭酸カルシウムの結晶が乗ったもので、その中には有毛細胞が感覚毛を伸ばしています。有毛細胞は音の振動を感知する細胞で、そこには感知した情報を伝える神経がつながっています。卵形嚢と球形嚢の平衡斑は互いにほぼ直交する位置に配置されています。

半規管の中には膨大部稜がある

　半規管のループも膜迷路の一部で、内部は内リンパ液で満たされています。3つのループの根元に少し膨らんだ部分があり、これを膨大部といいます。膨大部の中にはクプラというゼリー状のものがあり、その中に有毛細胞が感覚毛を伸ばしています。この構造を膨大部稜といいます。3つの膨大部稜と半規管のループは、互いに直交する面に配置されています。

 試験に出る語句

平衡斑
内耳の前庭の卵形嚢と球形嚢の中にある。上に平衡砂（耳石）を乗せた平衡石膜の中に有毛細胞が感覚毛を伸ばしている。

膨大部稜
内耳の半規管の膨大部の中にある。ゼリー状のクプラの中に有毛細胞が感覚毛を伸ばしている。

 キーワード

膜迷路
P.112参照。内耳にあり、袋状の膜の中にリンパ液といくつかの感覚器を備えたもの。骨迷路を満たす外リンパ液の中に入っている。

 メモ

半規管のループの配置
半規管の3つのループは、互いに直交する面、つまりＸＹＺの平面上に配置されている。このことで3Dの情報が得られることになる。

内耳の半規管の根元にある膨大部稜と、卵形嚢、球形嚢にある平衡斑が平衡感覚を感知する。

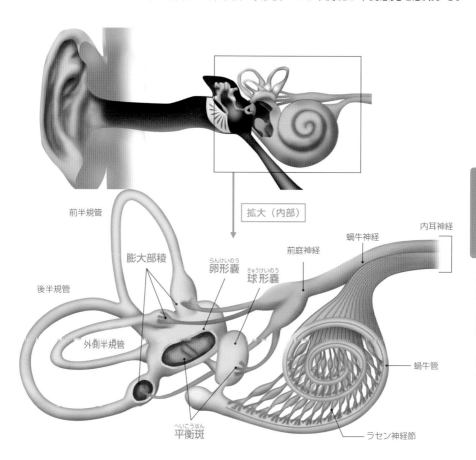

拡大（内部）

前半規管

膨大部稜

らんけいのう
卵形嚢

きゅうけいのう
球形嚢

後半規管

外側半規管

へいこうはん
平衡斑

前庭神経

蝸牛神経

内耳神経

蝸牛管

ラセン神経節

感覚

平衡覚を感知する内耳

スポーツに欠かせないバランス能力

　体のバランスを取る能力はあらゆるスポーツに必要です。その能力は、内耳の平衡覚だけでなく、全身の深部感覚や視覚などからの情報と、それに対して起こる骨格筋の反射、さらに大脳皮質からの運動の指令とその指令を遂行する筋肉の働き、小脳による微調整などが総合されたものです。適切なトレーニングによって能力を向上させることができる一方で、運動器のけがや加齢などによって能力が低下することもあります。

117

平衡覚の感知と伝達

感覚

POINT
- ●前庭の平衡斑は頭の傾きを感知する。
- ●半規管の膨大部稜は頭の回転を感知する。
- ●平衡覚の情報は体のバランスの維持に利用される。

頭の傾きを感知する平衡斑

　目を閉じていても、頭や体が傾けばそれを感じることができます。それは、内耳の前庭の卵形嚢と球形嚢にある平衡斑（こうはん）が頭の傾きを感知するからです。頭が傾くと、平衡砂（耳石）の重みで平衡石膜がゆがみます。するとその中に伸びている感覚毛も一緒にゆがみ、その動きを有毛細胞が感知します。卵形嚢の平衡斑はほぼ水平面に、球形嚢の平衡斑はほぼ垂直方向に配置されています。また細かく見ると感覚毛が向く方向が少しずつ違うので、それぞれの平衡斑で感知した情報を統合すれば、頭がどの方向にどんな加速度で動いたかが分かります。

頭の回転を感知する膨大部稜

　半規管の膨大部稜は頭の回転を感知する器官です。頭が回転すると、その回転の方向に位置している半規管の中の内リンパ液が流れをつくります。するとゼリー状のクプラが流されるようにして揺れ、その動きをクプラの中に感覚毛を伸ばす有毛細胞が感知します。

　3つの半規管と膨大部稜はそれぞれ直交する向きについているので、どの膨大部稜がどの程度揺れたかで、回転の方向や加速度が分かります。

平衡覚の情報はバランスの維持に利用される

　平衡覚の情報は前庭神経によって脳幹（一部は小脳）に送られます。そこで反射が起き、骨格筋や眼球を動かして体のバランスを維持するために利用されています。

 試験に出る語句

前庭神経
内耳の平衡斑と膨大部稜で感知した情報を中枢に送る神経。蝸牛からの蝸牛神経と合流して内耳神経（第Ⅷ脳神経）になる。

 キーワード

加速度
単位時間当たりの速度の変化率。内耳は体がどの方向にどんな速度で動き出し、動き続け、または止まったかを感知している。

 メモ

目まいの原因
目まいは、内耳のリンパ液の異常、前庭神経の炎症、内耳の腫瘍や動脈硬化など、内耳の異常によって起こるものも多い。

頭の傾き・回転を感知するしくみ

傾き（平衡斑）

ゼリー状の平衡石膜に耳石が乗っていて、平衡石膜の中に有毛細胞の感覚毛が伸びている。頭が傾くと耳石の重さで平衡石膜がゆがむ。そのゆがみを感覚毛が感知する。

回転（膨大部稜）

ゼリー状のクプラの中に有毛細胞の感覚毛が伸びている。頭が回転すると半器官の中の内リンパ液に流れが生じ、膨大部稜のクプラが揺れる。その揺れを感覚毛が感知する。

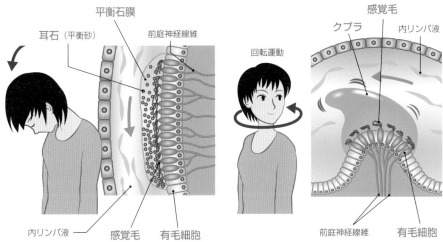

傾き（平衡斑）図
平衡石膜　前庭神経線維
耳石（平衡砂）
内リンパ液　感覚毛　有毛細胞

回転（膨大部稜）図
感覚毛
クプラ　内リンパ液
回転運動
前庭神経線維　有毛細胞

３つの半規管の配置

３つの半器官は互いに直交する面に配置されているため、3Dの立体的な動きが感知できる。

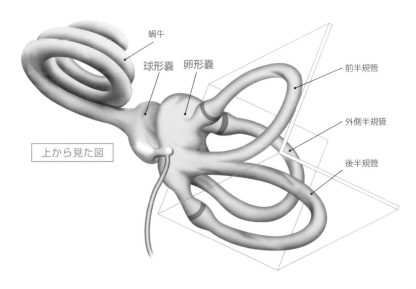

蝸牛
球形嚢　卵形嚢
前半規管
外側半規管
後半規管
上から見た図

119

味覚を感知する舌

POINT
- ●味覚を感知する味蕾は糸状乳頭以外の舌乳頭にある。
- ●味蕾は味細胞、支持細胞、基底細胞が詰まったもの。
- ●味細胞の寿命は 10 日ほどである。

味を感知する味蕾は舌乳頭にある

　味覚（液体の化学物質）を感知するのは舌の表面やのどの粘膜にある味蕾です。味蕾は 50 〜 70 μm の大きさで、構造が花のつぼみのようであることからこの名前がついています。

　舌表面にぎっしり並ぶ大小の突起を舌乳頭といいます。そのうち舌全体に無数にある小さい突起が糸状乳頭で、ここには味蕾はありません。糸状乳頭の間にぽつぽつとより赤く見える茸状乳頭、舌の両脇にエラのように並ぶ葉状乳頭、舌の根元にV字に並ぶ大きな有郭乳頭には味蕾があります。味蕾は、乳頭の表面や溝の中に複数存在し、特に有郭乳頭は1個の乳頭に 100 個以上の味蕾があります。

　味蕾は舌全体で 5000 〜 1 万個あるといわれています。また味蕾は咽頭や上顎の粘膜にもあります。

味蕾の中にはたくさんの味細胞がある

　味蕾は、穴の中に味を感知する 50 〜 100 個の味細胞とそれを支える支持細胞、味細胞の元になる基底細胞が詰まったものです。味蕾の口の部分を味孔といい、ここには味細胞の味覚毛が伸びています。また味細胞の奥の方には味の情報を伝える神経がつながっています。

　味細胞には5種類あり、1個の味細胞は塩味、酸味、うま味、甘味、苦味のどれかを感知します。寿命は短く平均 10 日ほどです。味細胞は、味蕾の底の方にある基底細胞が分化・成熟して誕生し、常に新しいものと入れ替わっています。

試験に出る語句

味蕾
穴の中に味覚を感知する味細胞と支持細胞、基底細胞が詰まったもの。舌全体で 5000 〜 1 万個あるといわれる。

舌乳頭
舌表面にある無数の突起。糸状乳頭、茸状乳頭、葉状乳頭、有郭乳頭がある。糸状乳頭以外は味蕾を持つ。

キーワード

基底細胞
味蕾の底の方にあり、新しい細胞の元になる細胞のこと。味細胞は味蕾の基底細胞が分化したもの。

メモ

味細胞の誕生に必要な亜鉛
新しい味細胞が誕生するためには亜鉛が必要。亜鉛の摂取が慢性的に不足すると味覚障害が起こる。

舌の構造と舌乳頭

舌の表面にある乳頭のうち、茸状乳頭、葉状乳頭、有郭乳頭に味蕾がある。舌全体に無数にある小さい糸状乳頭には味蕾はない。

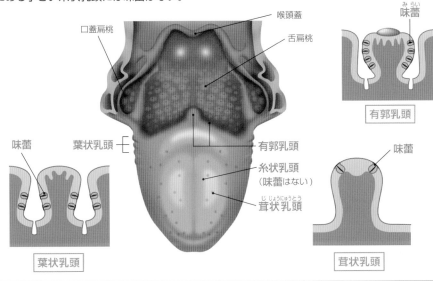

喉頭蓋

舌扁桃

味蕾（みらい）

口蓋扁桃

有郭乳頭

味蕾

葉状乳頭

有郭乳頭

糸状乳頭
（味蕾はない）

茸状乳頭（じじょうにゅうとう）

味蕾

味蕾

葉状乳頭

茸状乳頭

味蕾の構造

唾液に混ざった味の成分が味孔に入ると、味覚毛がそれを感知し、その情報を神経線維に伝達する。

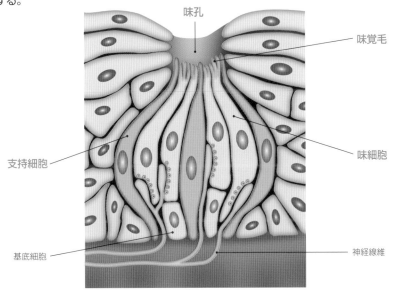

味孔

味覚毛

味細胞

支持細胞

基底細胞

神経線維

味覚の感知と伝達

POINT
- 唾液に溶けた味の成分を味細胞が感知する。
- 味覚の情報は延髄や大脳の味覚野に伝えられる。
- 味には嗅覚や視覚、食感、記憶や感情などがかかわる。

５種類の味細胞が５種類の味を感知

ヒトが舌で感知する味は、塩味、酸味、うま味、甘味、苦味の５種類です。辛味は痛覚を感じる神経が感知するので味覚には含まれません。１個の味細胞は５種類の味覚のどれか１つを感知します。それは味細胞が持つ受容体が違っているからです。

飲食物を食べて味の成分が溶け込んだ唾液が味蕾の味孔に入り、味細胞の味覚毛にある受容体に味の成分が結合すると、味細胞が興奮してインパルスが生じます。そしてその情報は、味細胞につながった神経に伝達されます。

舌の前方で感知した情報は鼓索神経から第Ⅶ脳神経の顔面神経によって、舌の後方で感知した情報は第Ⅸ脳神経の舌咽神経によって延髄を経て視床や大脳の側頭葉にある味覚野に伝達されます。

ものの味は味覚の情報だけでは決まらない

食べものの味は舌が感知する味覚だけで決まるわけではありません。調理の音（聴覚）、料理の香り（嗅覚）や色彩（視覚）、噛んだときの食感（体性感覚）、前述の辛味（体性感覚）なども重要な要素です。とくに嗅覚は味に大きく影響します。鼻をつまんで食べると味が分からなくなってしまうほどです。

また私たちが食事をして美味しいと感じるかどうかは、これらの感覚だけでなく、過去に食べたときの記憶や好み、食事をともにする人や食卓の環境、そのときの気分など、さまざまな要素がかかわっています。

試験に出る語句

顔面神経
第Ⅶ脳神経。脳幹の橋を出入りする。舌の前方の味覚情報の伝達、顔の表情筋の運動、涙腺や唾液腺の分泌の調整を担当する。鼓索神経は顔面神経の枝。

舌咽神経
第Ⅸ脳神経。脳幹の延髄を出入りする。舌の後方の味覚情報の伝達、嚥下にかかわる筋肉の運動、耳下腺の分泌の調整などを担当する。

キーワード

食感
食べものを食べたときに歯や舌、口腔粘膜などで感じる皮膚感覚のこと。温度、硬さ、歯ごたえ、ほぐれ方、舌触り、粘度、口の中にはりつく・水分を取られるなどの感じ、のどごし、飲み込みやすさなど。

メモ

味細胞が感知する物質
塩味はナトリウムイオン、酸味は水素イオン、うま味はアミノ酸、甘味は糖、苦味はキニーネなどの苦味成分が味細胞を興奮させる。

味細胞が味を感知するしくみ

味は、味細胞の味覚毛表面にあるイオンチャネルや受容体で感知する。

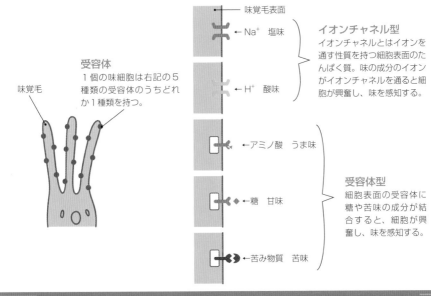

受容体
1個の味細胞は右記の5種類の受容体のうちどれか1種類を持つ。

味覚毛

味覚毛表面

Na^+　塩味

H^+　酸味

アミノ酸　うま味

糖　甘味

苦み物質　苦味

イオンチャネル型
イオンチャネルとはイオンを通す性質を持つ細胞表面のたんぱく質。味の成分のイオンがイオンチャネルを通ると細胞が興奮し、味を感知する。

受容体型
細胞表面の受容体に糖や苦味の成分が結合すると、細胞が興奮し、味を感知する。

食べものの味を決めるもの

食べものの味は、調理の音・香り・見た目・食感のほかに、食卓の雰囲気（誰と食べるか）、思い出・リラックス（ストレス）度合いなども関係する。

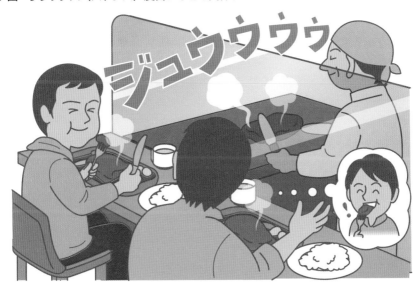

Special Column

体を守る痛みの感覚

　国際疼痛学会は痛み（疼痛）を「実際に何らかの組織損傷が起こったとき、または組織損傷を起こす可能性があるとき、あるいはそのような損傷の際に表現される、不快な感覚や不快な情動体験」と定義しています。痛みはとても不快でつらい症状ですが、私たちに体の異常を知らせるという重要な役割を持っています。

　その痛みを生まれつき一切感じない先天性無痛症という病気があります。つらい痛みを感じないのは楽なのではと思うかもしれませんが、そうではありません。この病気の子供は、それ以上やったら体が傷つくという程度が分からないため、無茶をして骨折や脱臼などの重いけがをしてしまいます。さらにけがをしたことに本人が気づかないので、後遺症が残るほど悪化してしまうこともあります。この病気が発症するメカニズムについては、ある遺伝子の変異が発見されていますが詳しいことは分かっていません。

　また糖尿病の悪化で起こる合併症の糖尿病性神経障害でも痛みなどを感じにくくなります。足の趾先のちょっとした傷に気づかなかったために、いつの間にか足が広範囲に腐って（壊死）しまい、切断を余儀なくされるといったことも起こります。

　痛みは人間にとって大切な感覚ですから、放置してはいけません。スポーツでけがをして痛みがあるなら、どこにどんな損傷があるか分からないので、軽く見ないで医師の診察を受けましょう。早く治療を開始すれば、そのぶんスポーツへの復帰も早くなることが期待できます。

　また痛みを我慢するのもよくありません。ひどい痛みは食事や睡眠、仕事や勉強など生活全般に悪影響を及ぼし、心身ともに激しく消耗してしまいます。痛みの原因はさまざまです。つらい痛みが続くならできるだけ早く医師に相談し、その痛みに適した治療を受けるべきです。

第2部
脳の働き

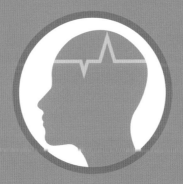

PART2
生命機能の調節

体温を調節するしくみ

POINT
- ●熱産生と放熱のバランスを取って体温を維持する。
- ●寒冷時は皮膚血管を収縮、鳥肌を立て、筋肉を収縮させる。
- ●暑熱時は発汗や皮膚血管の拡張を起こして体温を下げる。

熱産生と放熱のバランス

　ヒトの体温は、暑さ寒さに関係なく 36 ～ 37℃ 程度に保たれています。この温度はヒトの生命活動にとって適温なのです。適温のレベルを大きく外れると体のさまざまな機能が正常に働かなくなるので、人体には体温を適温に維持するためのしくみが備わっています。

　体温は、代謝、運動、食事などによる熱産生と、発汗や皮膚血管の拡張、呼吸などによる放熱、さらに温かいものや冷たいものを飲む、衣服を調整する、入浴するなどの行動によってバランスを取って調節されています。

体温調節のしくみ

　体温調節の中枢は視床下部にあります。

　皮膚にある冷覚のセンサーが環境温が低いことを感知し、その情報が視床下部に届くと、交感神経の作用によって皮膚の立毛筋が収縮して鳥肌が立ち、皮膚の血管が収縮して放熱量を減らします。からだの筋肉をぶるぶるとふるわせて熱産生を増やし、体温が下がらないようにします。

　皮膚にある温覚のセンサーが環境温が高いことを感知し、その情報が視床下部に届くと、交感神経の作用によって汗腺から汗が出て、皮膚血管が拡張して放熱量を増やします。さらに体の活動量を減らして熱産生を抑制し、体温が上がらないようにします。

　また視床下部からの指令は内分泌系にも届き、ホルモンの作用で全身の代謝や尿量などを増減させることにより、体温を調節します。

試験に出る語句

体温
36 ～ 37℃ 程度がいわゆる平熱。35℃ 以下を低体温、37.5℃ 以上を発熱、38.5℃ 以上を高熱という。

熱産生
体内で熱をつくるしくみ。代謝、筋肉の収縮、食事などによる。

放熱
体の熱を放出するしくみ。皮膚の血管の拡張、発汗(気化熱による)、呼気からの放出などによる。

キーワード

視床下部の体温調節中枢
寒いときに働く冷中枢(視床下部後部)と暑いときに働く温中枢(視床下部前部)が別になっている。

メモ

交感神経と血管
血管壁の平滑筋は交感神経によってのみ支配され、その作用は血管の収縮。しかし高温の環境下では、血管への作用は抑制されて血管が拡張する。

寒いときと暑いときの体温調節のしくみ

恒温動物であるヒトには、環境の温度が変化しても、発汗や血管の拡張・収縮などによって体温を適温に維持するしくみが備わっている。

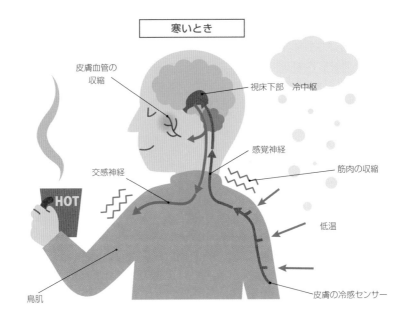

寒いとき

- 皮膚血管の収縮
- 視床下部　冷中枢
- 感覚神経
- 交感神経
- 筋肉の収縮
- 低温
- 皮膚の冷感センサー
- 鳥肌

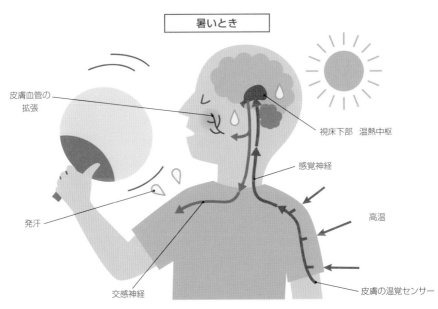

暑いとき

- 皮膚血管の拡張
- 視床下部　温熱中枢
- 感覚神経
- 高温
- 発汗
- 交感神経
- 皮膚の温覚センサー

体温を調節するしくみ

127

生命機能の調節

血圧を調節するしくみ

POINT
- ●血圧は、血液量、心臓の収縮力、末梢血管抵抗で決まる。
- ●大動脈弓と頸動脈洞にある圧受容器が血圧の変化を感知する。
- ●自律神経の中枢が血管や心臓に指令を出して血圧を調節する。

血圧は低過ぎても高過ぎてもいけない

血圧とは動脈の壁にかかる圧力のことです。血圧は、血液の量と心臓の収縮力、末梢血管の抵抗で決まります。大出血や脱水、心筋梗塞などの疾患、暑さによる血管の拡張などで血圧が下がり過ぎると、全身に十分な血液が送れなくなってしまいます。また塩分の取り過ぎによる血液量の増加、ストレスや動脈硬化などによる血管抵抗の亢進などで血圧が上がり過ぎると、脳の血管が破裂したり、腎臓などの臓器に負担がかかってしまいます。そのようなことが起こらないように、血圧は主に自律神経によって常に調節されています。

圧受容器が血圧をモニターしている

血圧の変化は大動脈弓と頸動脈洞にある圧受容器で感知され、その情報は脳幹にある自律神経の中枢に届きます。血圧に関する中枢には、血圧を上げる指令を出す交感神経の血管運動中枢と、血圧を下げる指令を出す副交感神経の心臓抑制中枢があります。血圧が下がったときは、血管運動中枢から血管や心臓、副腎髄質などに指令が出て血圧が上がり、心臓抑制中枢の指令は抑制されます。血圧が上がったときはその逆のことが起こります。

また血圧の調節には腎臓や内分泌系も深くかかわっています。腎臓でつくられる尿の量を増減させて血液量を調節したり、血管を収縮させて血圧を上げたりします。特に腎臓は、流れてくる血液を監視しており、血圧が変動するとホルモンを分泌して血圧を調節する役割を担っています。

 試験に出る語句

血圧
血管にかかる圧力のことだが、一般には動脈にかかる圧力を指す。基準値は右頁上表参照。

血管運動中枢
交感神経の中枢。血管収縮、心臓の収縮力向上、副腎髄質からアドレナリンの分泌を促す。

心臓抑制中枢
副交感神経の中枢。心臓に働いて心拍数を減らす。

 キーワード

自律神経
交感神経と副交感神経からなる。互いにほぼ正反対の働きをする。血管壁には副交感神経は分布しておらず、交感神経だけに支配されている。

メモ

腎臓による血圧の調整
腎臓は血圧が下がるとレニンを分泌する。これが肝臓、肺、副腎皮質などのホルモンを次々と刺激して、尿量を減らして血圧を上げる。この働きをレニン - アンジオテンシン・アルドステロン系という。

血圧の基準値は日本高血圧学会が「高血圧治療ガイドライン」の中で定めている下記の値が参考になる。

	分類	収縮期血圧		拡張期血圧
正常域血圧	至適血圧	120 未満	かつ	80 未満
	正常血圧	120 ～ 129 未満	かつ / または	80 ～ 84 未満
	正常高値血圧	130 ～ 139	かつ / または	85 ～ 89
高血圧	Ⅰ度高血圧	140 ～ 159	かつ / または	90 ～ 99
	Ⅱ度高血圧	160 ～ 179	かつ / または	100 ～ 109
	Ⅲ度高血圧	180 以上	かつ / または	110 以上
	（孤立性）収縮期高血圧	140 以上	かつ	90 未満

(mmHg)

日本高血圧学会高血圧治療ガイドライン作成委員会、
高血圧治療ガイドライン 2014、日本高血圧学会、P.19、表 2-5

血圧を調節するしくみ

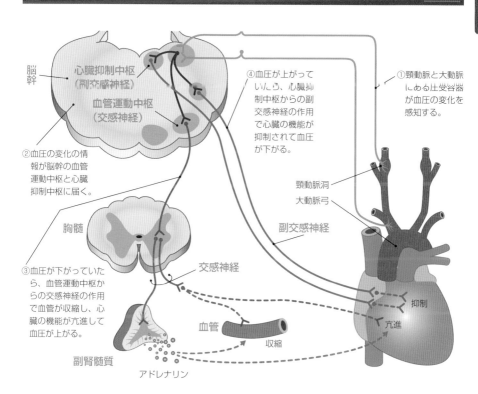

脳幹

心臓抑制中枢
（副交感神経）

血管運動中枢
（交感神経）

②血圧の変化の情報が脳幹の血管運動中枢と心臓抑制中枢に届く。

④血圧が上がっていたら、心臓抑制中枢からの副交感神経の作用で心臓の機能が抑制されて血圧が下がる。

①頸動脈と大動脈にある圧受容器が血圧の変化を感知する。

頸動脈洞

大動脈弓

副交感神経

胸髄

③血圧が下がっていたら、血管運動中枢からの交感神経の作用で血管が収縮し、心臓の機能が亢進して血圧が上がる。

交感神経

血管

収縮

抑制

亢進

副腎髄質

アドレナリン

心拍数を調節するしくみ

POINT

- 通常は副交感神経が優位に働いて心拍数が維持されている。
- 興奮や運動などで交感神経が刺激されると心拍数が上がる。
- 心臓に戻る血液量が増加すると心拍数が上がる。

自律神経のアクセルとブレーキ

　心拍数とは心臓が1分間に拍動する回数のことです。心拍数は、呼吸、臥位や座位などの体位、食事、運動、入浴、ストレスや興奮、脱水など、さまざまな要因で日常的にも常に変化しています。

　心拍数は自律神経によって調節されています。交感神経は心拍数を上げ、副交感神経は心拍数を下げます。常に両方の神経が活動していて、いわばアクセルを踏みつつブレーキもかけているような状態になっています。ただし通常は副交感神経の方が優位に働き、心拍数を維持しています。そして必要なときに交感神経がアクセルを踏み、心拍数を上げるしくみになっています。

興奮や運動で心拍数が上がる

　興奮やストレス、激しい運動などは交感神経を刺激します。交感神経は体を臨戦態勢にする働きをする神経で、全身に一気に血液を送るために心拍数を上げます。興奮が治まれば元通り副交感神経が優位な状態になり、心拍数は落ち着きます。

　運動すると心拍数が上がるのは、交感神経が刺激されることに加え、筋肉の収縮や肺の拡張によって心臓に戻る血液量（静脈還流量）が増えるからです。さらに運動を続けると血液の酸素濃度やpHが低下してきます。その変化が大動脈や頸動脈にある化学受容器によって感知され、脳幹の血管運動中枢に送られると、前項の血圧の調整と同じしくみで交感神経が働き、心拍数が増加します。

試験に出る語句

心拍数
心臓が1分間に拍動する回数。成人の安静時心拍数は60〜80回/分。動脈に異常がなければ、頸動脈や橈骨動脈で測る脈拍と同じ回数になる。

化学受容器
血液の酸素濃度やpHを感知するセンサーで、大動脈小体と頸動脈小体がある。

キーワード

静脈還流量
副上・下大静脈から心臓の右心房に戻ってくる血液の量。

メモ

筋肉の収縮によるポンプ作用
交感神経と副交感神経からの指令で筋肉が収縮・弛緩すると、そこを走る血管を押したり緩めたりして、中の血液を押し進める。

肺の拡張と静脈還流量
肺が拡張すると胸腔内が陰圧になり、血液が吸い込まれるようにして心臓に戻る量が増える。

心拍数を調節するしくみ

心拍数は、自律神経系によって調節され、静脈の血液還流量などによっても変化する。

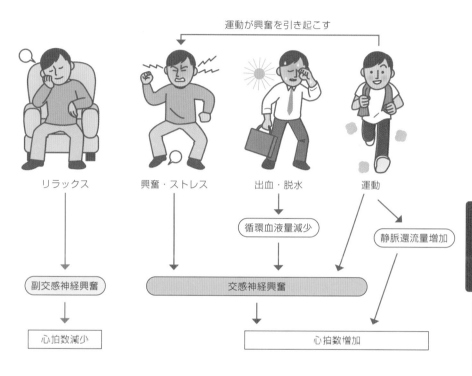

心拍数の基準値

下表は安静時心拍数の基準値である。一般に小児では多く、成長するにしたがって減少する。

		心拍数（回／分）
成人	正常	60 ～ 80
	頻脈	≧ 100
	徐脈	< 50
小児	新生児	120 ～ 140
	乳児	120 ～ 130
	幼児	100 ～ 110
	学童	80 ～ 90

呼吸を調節するしくみ

POINT
- 安静時の呼吸は反射で反復するしくみになっている。
- 呼吸の基本的な中枢は延髄にある。
- 低酸素・高二酸化炭素、pH の低下は呼吸数を増やす。

低酸素状態になると呼吸数が増える

安静時の呼吸は、反射的に「吸って・吐いて」の呼吸運動を反復するしくみになっています。そのため睡眠中でも呼吸が止まることはありません。そのうえで、体の酸素が不足したり血液の pH に変化が起きると、自律神経によって呼吸数が調節されるしくみになっています。また会話をするときや水泳などの運動をするときなどは、自分の意思で呼吸をコントロールすることもできます。

呼吸の調節を行なう基本的な中枢は延髄にありますが、橋も呼吸のリズムの調整に関係しています。また大脳や視床下部、小脳なども呼吸の調節にかかわっており、感情的な変化や発熱などでも呼吸数が変化します。

＜安静時の呼吸の調整＞

安静時の呼吸は以下のしくみで調節されています。

①外肋間筋の筋紡錘や、気管支の壁の平滑筋にある伸展受容器が、胸郭や肺が拡張したことを感知する。

②その情報が延髄に届くと、反射によって外肋間筋が緩められ、自然に呼気が行なわれる。

③その後には①と②の逆が起こり、吸気が行なわれる。

＜低酸素・高二酸化炭素、pH 低下時の調整＞

低酸素などの状況では以下のように呼吸が調節されます。

❶頸動脈、大動脈、延髄にある化学受容器が、血液の酸素・二酸化炭素の濃度や pH を感知する。

❷血液が低酸素や高二酸化炭素状態にあったり、血液の pH が酸性に傾いたという情報が延髄に届くと、肋間筋や横隔膜へ指令が発せられ、呼吸が促進される。

 試験に出る語句

筋紡錘
筋肉の中にあり、筋肉が引き伸ばされたことを感知するセンサー。

伸展受容器
平滑筋などが伸びたことを感知するセンサー。

 キーワード

血液の pH
正常では血液の pH は 7.4 前後。pH が低下した状態をアシドーシス、pH が上昇した状態をアルカローシスという。

メモ

アシドーシスと呼吸促進
アシドーシスとは、動脈血の pH が正常値より下回っている状態。アシドーシスになると、水に溶けて酸を生む二酸化炭素をより多く排出するため、呼吸は促進される。

安静時の呼吸の調節

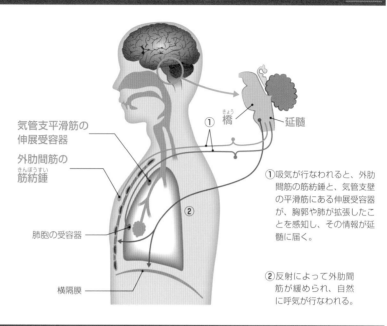

気管支平滑筋の
伸展受容器

外肋間筋の
筋紡錘（きんぼうすい）

肺胞の受容器

横隔膜

① 橋（きょう）　延髄

① 吸気が行なわれると、外肋間筋の筋紡錘と、気管支壁の平滑筋にある伸展受容器が、胸郭や肺が拡張したことを感知し、その情報が延髄に届く。

② 反射によって外肋間筋が緩められ、自然に呼気が行なわれる。

生命機能の調整

呼吸を調節するしくみ

低酸素などのときの呼吸の調節値

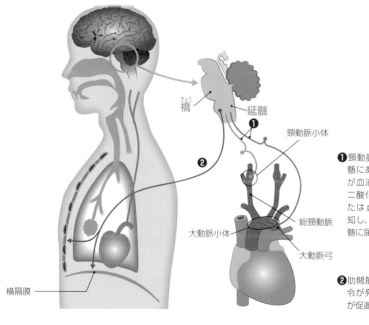

橋（きょう）　延髄

頸動脈小体

総頸動脈

大動脈小体

大動脈弓

横隔膜

❶ 頸動脈、大動脈、延髄にある化学受容器が血液の低酸素、高二酸化炭素状態、またはpHの低下を感知し、その情報が延髄に届く。

❷ 肋間筋や横隔膜へ指令が発せられ、呼吸が促進される。

満腹・空腹を調節するしくみ

生命機能の調節

POINT
- 空腹感を起こす摂食中枢と満腹感を起こす満腹中枢がある。
- 血糖値の上昇や脂肪酸濃度の低下で満腹感が起こる。
- 脂肪細胞のレプチンや胃壁の伸展が食欲と関係している。

摂食中枢と満腹中枢がある

　お腹がすいて何か食べようとする、食事をしてお腹がいっぱいになったので食べるのをやめる、といった行為は、脳の視床下部にある食欲中枢のコントロールによるものです。食欲中枢には、空腹感を起こして食べることを促す摂食中枢と、満腹感を起こして食べるのをやめさせる満腹中枢があります。これらの中枢は、一方が興奮するともう片方が抑制されるというように、お互いにシーソーのような関係にあります。

食欲中枢を刺激するもの

　食欲中枢を刺激するのは主に血液のブドウ糖濃度（血糖値）です。食事をして血糖値が上がると、視床下部にあるセンサーがこれを感知し、満腹中枢が刺激されて満腹感が生じ、摂食中枢は抑制されます。食事から時間が経ち血糖値が下がってくると、今度は摂食中枢が刺激されて空腹感が起き、満腹中枢は抑制されます。

　血糖値が上がると膵臓から分泌されるインスリンには血糖値を下げる働きがありますが、脂肪細胞からレプチンというホルモンを分泌させる働きもあります。そしてレプチンは摂食中枢を抑制するため、食欲は低下します。

　空腹になると皮下脂肪が分解されて血液中に脂肪酸が放出されます。血液中の脂肪酸濃度が上がると摂食中枢が刺激され、満腹中枢が抑制されて空腹感が起きます。

　また食事をして胃壁が伸ばされると、その情報が摂食中枢を抑制し、食欲が低下します。

試験に出る語句

摂食中枢
空腹感を起こし、摂食行動を促す。血糖値の低下、脂肪酸濃度の上昇などで刺激される。

満腹中枢
満腹感を起こし、摂食行動をやめさせる。血糖値の上昇、血中のレプチンの上昇、脂肪酸濃度の低下などで刺激される。

キーワード

血液中の脂肪酸濃度
脂肪酸は脂質を構成する成分。血糖値が下がると、体のエネルギー源として利用するため皮下脂肪が分解されて脂肪酸が生成され、血液中に放出される。

メモ

気分や季節と食欲
食べものの香りや見た目、食事をするときの環境、気分なども食欲に影響する。また秋に食欲が増すことなどから、温度が食欲と関係しているとする説がある。

満腹を感じるしくみ

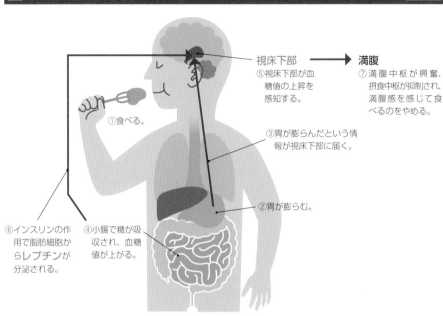

視床下部 ➡ 満腹

①食べる。

⑤視床下部が血糖値の上昇を感知する。

⑦満腹中枢が興奮、摂食中枢が抑制され、満腹感を感じて食べるのをやめる。

③胃が膨らんだという情報が視床下部に届く。

②胃が膨らむ。

⑥インスリンの作用で脂肪細胞からレプチンが分泌される。

④小腸で糖が吸収され、血糖値が上がる。

空腹を感じるしくみ

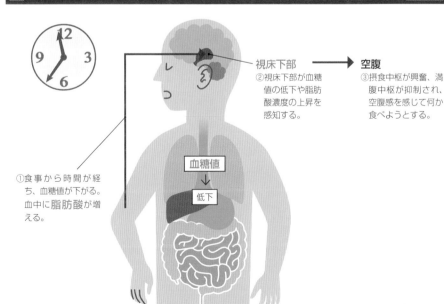

視床下部 ➡ 空腹

②視床下部が血糖値の低下や脂肪酸濃度の上昇を感知する。

③摂食中枢が興奮、満腹中枢が抑制され、空腹感を感じて何か食べようとする。

①食事から時間が経ち、血糖値が下がる。血中に脂肪酸が増える。

血糖値
↓
低下

脱水を防ぐしくみ

生命機能の調節

POINT
- 体の60%を占める水分量は厳しく管理されている。
- 血液量の減少、血圧低下などが口渇感を起こす。
- 高齢者は口渇中枢の機能低下により脱水を起こしやすい。

体内の水分量を維持するために起きる口渇感

のどが渇いたという感覚を口渇感、口渇感を感じて水やお茶を飲む行動を飲水行動といいます。飲水行動も食欲と同じように、体内の水分量や浸透圧の変化に応じて脳がコントロールしています。

人体の約60%は水分で、体のすべての機能は水がなければ正常に機能しません。そのため体内の水分量や体液の濃度は常に厳しく管理されています。体内の水分量を維持するために口渇感を起こす中枢は、視床下部にある口渇中枢です。

血液減少や浸透圧上昇が口渇感を起こす

血液の量が減ると、心房の壁や肺の血管にある低圧受容器（少しの圧力変化でも感知できる受容器という意味）がそれを感知します。また視床下部には浸透圧受容器があり、体液の浸透圧の変化を感知しています。これらの受容器から体内の水分量の減少を示す情報が視床下部の口渇中枢に届くと、口渇感が起こり、飲水行動につながります。

さらに口渇中枢は、下垂体後葉ホルモンのバソプレシンの分泌を促します。バソプレシンは抗利尿ホルモンとも呼ばれ、腎臓で尿として排泄される水分量を減らし、体液量を維持します。

高齢になると、低圧受容器や口渇中枢の機能が低下して口渇感を感じにくくなります。また高齢者は腎臓機能が低下しており、そのうえに水分をあまり取らない傾向があると、熱中症になりやすいので注意が必要です。

 試験に出る語句

口渇感
のどが渇いたという感覚。体内の水分量が減ると起こる。この感覚が生じるとヒトは水やお茶を飲もうとする。

バソプレシン
下垂体後葉から分泌されるホルモン。腎臓の尿細管で水とナトリウムイオンの再吸収を促す。尿量が減り、体内の水分量が保たれる。

 キーワード

浸透圧
半透膜を隔てた濃度の違う溶液間に生じる圧力のこと。体液の場合、浸透圧の上昇は脱水かナトリウムなどの取り過ぎを示唆する。

 メモ

熱中症
高温の環境に長くいて、水分やミネラルの摂取が不足すると起こる。体温上昇、頭痛、めまい、吐き気、異常な発汗や発汗停止、筋肉痛、脱力感などの症状を起こす。ひどい場合は多臓器不全を起こし死亡することがある。

体液量を維持するしくみ

体のあらゆる機能には水が必要なため、体内の水分量が一定レベルに維持されるようなしくみが備わっている。

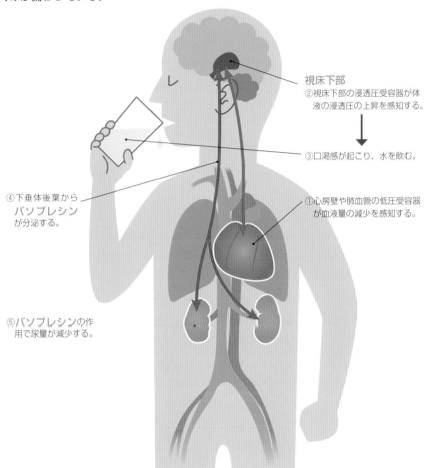

視床下部
②視床下部の浸透圧受容器が体液の浸透圧の上昇を感知する。

↓

③口渇感が起こり、水を飲む。

④下垂体後葉から
バソプレシン
が分泌する。

①心房壁や肺血管の低圧受容器が血液量の減少を感知する。

⑤バソプレシンの作用で尿量が減少する。

生命機能の調節　脱水を防ぐしくみ

COLUMN

口渇感を感じないようにチビチビ飲むべし

　体内の水分量は、「足りなくなったら足す」より「常に十分に足りている状態」を保つ方が望ましいといえます。ですから、脱水の危険を知らせる口渇感を感じる前に、常に少しずつ水分補給をするようにしましょう。ただし、口渇感を感じる機能が低下している高齢者の場合、口渇感がないから脱水傾向ではないと判断するのは危険です。

ものを上手に飲み込むしくみ

POINT
- ●嚥下のプロセスは口腔相、咽頭相、食道相に分けられる。
- ●口腔相は随意運動、咽頭相以降は反射によって起こる。
- ●咽頭相では誤嚥しないように喉頭蓋が気管をふさぐ。

初めは随意運動、後半は不随意運動

　ものを飲み込むことを嚥下といいます。嚥下のプロセスは口腔相、咽頭相、食道相の３段階に分けることができます。口腔相は自分の意思で行なう随意運動ですが、咽頭相以降は嚥下反射によって行なわれる不随意運動です。嚥下反射の中枢は延髄と橋にあります。

　嚥下で最も重要なのは、飲み込んだ食べ物が食道の前にある気管に入らないようにすることです。食べ物が間違って気管に入ることを誤嚥といいます。誤嚥すると口腔・咽頭にある細菌が肺に入り、肺炎（誤嚥性肺炎）を起こすことがあります。

<嚥下のプロセス>

　嚥下は次のようなプロセスで行なわれます。

①口腔相：食べものを噛んで唾液と混ぜ、ひとまとめの食塊にしたものを、舌でのどの奥の方に送る。自分の意思で行なう随意運動。

②咽頭相：食塊が咽頭の入り口辺りの粘膜に触れると、その刺激が嚥下中枢に送られ、反射が起き、次のような一連の動作が起こる。

　軟口蓋が後方の咽頭壁につき、鼻腔への通路をふさぐ。→舌骨と甲状軟骨が挙上し、喉頭蓋が後方に倒れて気管をふさぐ。→舌と咽頭壁によって口腔の後方がふさがれ、咽頭壁の筋肉の収縮で食塊が食道の方に送られる。

③食道相：食塊が食道に入る。食道入り口が閉じ、食道の蠕動運動によって食塊が胃に送られる。

 試験に出る語句

嚥下
食べ物などを飲み込むこと、またはその一連の動作。食べ物が誤って気管に入ることを誤嚥という。

嚥下反射
咽頭壁に食塊などが触れると延髄・橋を介して起こり、食塊などを食道に送り込む動作が起こる。

 キーワード

咽頭壁の筋肉
咽頭後壁には上・中・下の咽頭収縮筋が、その周囲には咽頭挙筋と呼ばれる筋群などがあり、咽頭壁を動かす。横紋筋だが、意思では動かせない不随意筋である。

メモ

誤嚥性肺炎
高齢者では嚥下の機能が低下して誤嚥を起こしやすく、特に要介護状態の高齢者ではこの疾患によって死亡することもあり、注意が必要。

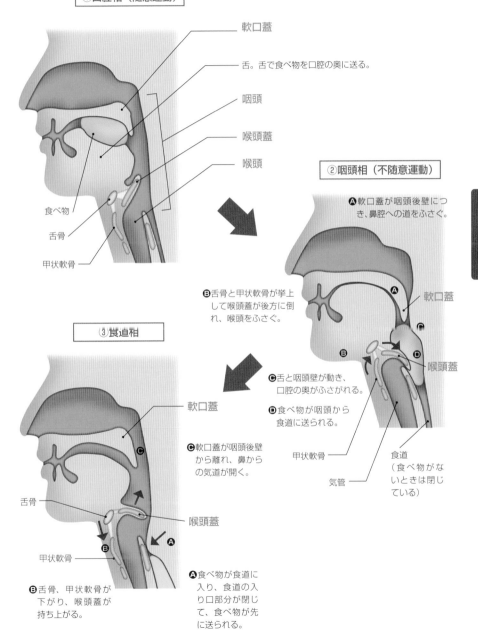

① 口腔相（随意運動）

- 軟口蓋
- 舌。舌で食べ物を口腔の奥に送る。
- 咽頭
- 喉頭蓋
- 喉頭
- 食べ物
- 舌骨
- 甲状軟骨

② 咽頭相（不随意運動）

Ⓐ軟口蓋が咽頭後壁につき、鼻腔への道をふさぐ。

Ⓑ舌骨と甲状軟骨が挙上して喉頭蓋が後方に倒れ、喉頭をふさぐ。

Ⓒ舌と咽頭壁が動き、口腔の奥がふさがれる。

Ⓓ食べ物が咽頭から食道に送られる。

- 軟口蓋
- 喉頭蓋
- 甲状軟骨
- 気管
- 食道（食べ物がないときは閉じている）

③ 食道相

Ⓒ軟口蓋が咽頭後壁から離れ、鼻からの気道が開く。

- 軟口蓋
- 舌骨
- 甲状軟骨
- 喉頭蓋

Ⓑ舌骨、甲状軟骨が下がり、喉頭蓋が持ち上がる。

Ⓐ食べ物が食道に入り、食道の入り口部分が閉じて、食べ物が先に送られる。

生命機能の調節

ものを上手に飲み込むしくみ

生命機能の調節

吐き気・嘔吐が起こるしくみ

POINT
- ●嘔吐は有害物質の摂取や食べ過ぎなどで起こる。
- ●延髄で起こる嘔吐反射によって嘔吐が起こる。
- ●薬物や乗り物酔い、激しい感情などでも嘔吐が起こる。

有害物質などを排出するための反射性嘔吐

　胃の中のものを口から外に排出するのが嘔吐で、嘔吐しそうでえずく状態が吐き気です。嘔吐は、体に有害なものを飲み込んだときにそれを吸収するのを避けるため、または食べ過ぎて胃が膨らみ過ぎたときにその状態を改善するために起こります。このような原因で引き起こされる嘔吐を反射性嘔吐といいます。

　有害な化学物質は胃の粘膜にある化学受容器が、胃の過剰な伸展は胃の壁にある伸展受容器が感知して、その情報が延髄の嘔吐中枢に伝えられます。すると嘔吐中枢が興奮して嘔吐反射を起こし、嘔吐が起こります。

＜嘔吐のプロセス＞

　嘔吐は以下のようなプロセスで起こります。

①声門が閉じる（迷走神経による伝達）。

②食道下部の括約筋が緩む（迷走神経による伝達）。

③肋間筋と横隔膜（横隔神経による伝達）、腹筋（肋間神経による伝達）が強く収縮し、腹圧が高まる。

④胃に強い逆蠕動が起こる（迷走神経による伝達）。

⑤胃の内容物が吐き出される。

乗り物酔いや脳の病気でも嘔吐が起こる

　有害物質以外にも、のどへの刺激、抗がん剤やモルヒネなどの薬物、体の回転や乗り物酔い、激しい悲しみや嫌悪などの感情、嫌悪感を感じるようなにおいや味、嫌なものを見たとき、脳腫瘍や感染症などの脳の疾患や代謝異常などでも嘔吐反射が誘発されます。

 試験に出る語句

嘔吐反射
延髄の嘔吐中枢が刺激されると起こる。腹筋の収縮や胃の強い逆蠕動により、嘔吐を起こす。

逆蠕動
嘔吐の際に胃に起こる、食道の方に向かう蠕動運動。通常の蠕動運動とは逆方向。

 キーワード

反射性嘔吐
胃に入った有害物質などで反射が誘発されて起こる嘔吐。これに対して脳圧亢進や脳の感染症、代謝異常、精神的問題などで起こる嘔吐を中枢性嘔吐という。

 メモ

咽頭反射
のどの診察や歯の治療などで、のどを刺激されてオエッとする反応を咽頭反射という。咽頭反射の起こりやすさには個人差が大きい。

嘔吐が起こるしくみ

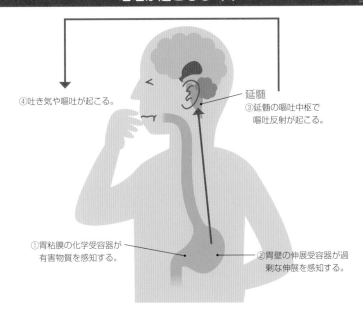

④吐き気や嘔吐が起こる。

延髄
③延髄の嘔吐中枢で
嘔吐反射が起こる。

①胃粘膜の化学受容器が
有害物質を感知する。

②胃壁の伸展受容器が過
剰な伸展を感知する。

嘔吐のプロセス

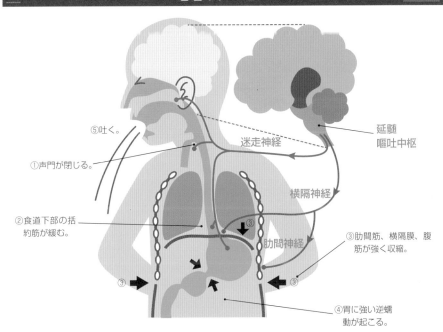

⑤吐く。

①声門が閉じる。

迷走神経

延髄
嘔吐中枢

横隔神経

②食道下部の括
約筋が緩む。

③肋間筋、横隔膜、腹
筋が強く収縮。

肋間神経

③

③

④胃に強い逆蠕
動が起こる。

排便のしくみ

POINT
- ●直腸に便がたまると排便プロセスのスイッチが入る。
- ●仙髄で起こる排便反射が、内肛門括約筋を開く。
- ●自分の意思で外肛門括約筋を調節し、排便するか我慢する。

直腸に便がたまると排便が起こる

　食べものを消化・吸収した残りカスや、腸内細菌、腸の壁からはがれ落ちた細胞、余分な水分などを便として排泄するのが排便です。ヒトをはじめとした多くの動物は、便をできたものから垂れ流すわけにはいかないので、ある程度ためてからまとめて排泄するしくみになっています。またヒト（成人）の場合、トイレに行ける状況になるまで自分の意思で我慢するしくみも備わっています。

　大腸を通る間に出来上がってきた便は、下行結腸とS字結腸の蠕動運動によって直腸に送り込まれます。そして直腸に便がある程度たまると、その情報が仙髄に伝わり、一連の排便のプロセスにスイッチが入ります。

＜排便のしくみ＞

・便がたまって直腸壁が引き伸ばされると、直腸壁にある神経が刺激され、その情報が仙髄に伝えられる（骨盤内臓神経の求心線維による伝達）。

・仙髄で排便反射が起こり、その結果、意思とは関係なく直腸に蠕動運動が起き、内肛門括約筋が緩む（骨盤内臓神経の副交感神経の線維による伝達）。

・直腸が引き伸ばされたという情報が大脳皮質にも届き、「うんちがしたい」という便意が起こる。

・排便が可能であれば、トイレに行き、自分の意思で外肛門括約筋を緩め（陰部神経による伝達）、必要であれば腹圧をかけ、排便する。

・排便できる状況にないときは、外肛門括約筋を締めて（陰部神経による伝達）我慢する。

試験に出る語句

排便反射
直腸に便がたまったという情報が仙髄に届くことで起こる反射。直腸に蠕動運動を起こさせ、内肛門括約筋を弛緩させる。

内肛門括約筋
肛門の中にある括約筋のうち内側のもので、意思では動かせない不随意筋である。

外肛門括約筋
肛門の中にある括約筋のうち外側のもので、意思で動かせる随意筋である。

キーワード

骨盤内臓神経
自律神経系の主に副交感神経の線維からなる神経。勃起や膀胱の収縮などにもかかわる。

陰部神経
体性神経の線維からなる神経。外肛門括約筋のほか、外膀胱括約筋や会陰の筋などの調節にかかわる。

メモ

便秘
著しく排便回数が減り、便が硬くなったり、お腹が張るなどの苦痛がある状態。「何日おき」という定義はなく、毎日でなくても定期的に排便があり、苦痛などがなければ便秘とはいわない。

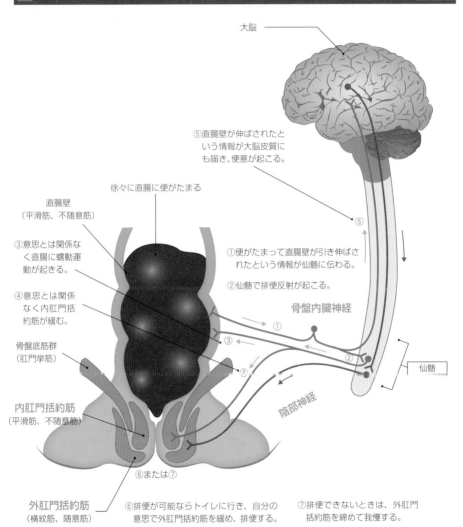

大脳

⑤直腸壁が伸ばされたという情報が大脳皮質にも届き、便意が起こる。

徐々に直腸に便がたまる

直腸壁
（平滑筋、不随意筋）

③意思とは関係なく直腸に蠕動運動が起きる。

①便がたまって直腸壁が引き伸ばされたという情報が仙髄に伝わる。

②仙髄で排便反射が起こる。

骨盤内臓神経

④意思とは関係なく内肛門括約筋が緩む。

骨盤底筋群
（肛門挙筋）

内肛門括約筋
（平滑筋、不随意筋）

①
③
②
④

仙髄

陰部神経

⑥または⑦

外肛門括約筋
（横紋筋、随意筋）

⑥排便が可能ならトイレに行き、自分の意思で外肛門括約筋を緩め、排便する。

⑦排便できないときは、外肛門括約筋を締めて我慢する。

COLUMN

便意を我慢し過ぎると直腸性便秘になる

便意を我慢する習慣がついてしまうと、排便反射が弱くなって便秘になります。このタイプの便秘を直腸性便秘といいます。便が硬くなり、切れ痔になることもあります。排便反射は朝食の後に最も起きやすいので、朝は時間に余裕を持ち、朝食を取る時間とトイレに行く時間をつくるようにしましょう。

排尿のしくみ

POINT
- ●膀胱に尿がたまると排尿のプロセスにスイッチが入る。
- ●仙髄と橋で排尿反射が起こり、排尿の準備態勢ができる。
- ●自分の意思で外尿道括約筋を調節し、排尿するか我慢する。

膀胱に尿がたまるとスイッチが入る

体内の余分な水分や電解質、代謝によって生じた廃棄物のうち水に溶けるものを尿として捨てるのが排尿です。尿は腎臓で1分間に1ml程度つくられています。これを垂れ流しにしないように、膀胱に尿をある程度ためてから排泄するしくみになっています。またヒト（成人）の場合、排尿できる状況になるまで自分の意思である程度我慢することもできます。

排尿にかかわる中枢は仙髄、橋、大脳です。

<排尿のしくみ>

排尿は以下のようなプロセスで行なわれます。

①膀胱に尿が150〜200ml程度たまると、膀胱壁が伸びたことを神経が感知し、その情報が仙髄に伝えられる（骨盤内臓神経の求心性線維による伝達）。

②仙髄で反射が起こり、意思とは関係なく膀胱が収縮し、内尿道括約筋が緩む（骨盤内臓神経の副交感神経の線維による伝達）。

③膀胱壁が伸びたという情報が橋に届くと、橋から膀胱の弛緩と内尿道括約筋の収縮の指令が出る（②の逆の反応。下腹神経の交感神経の線維による伝達）。

④膀胱壁が伸びたという情報が大脳皮質にも届き、「おしっこがしたい」という尿意が起こる。

⑤大脳で排尿すると決めたら、③の作用が抑制され、自分の意思で外尿道括約筋を緩めて（陰部神経による伝達）排尿する。排尿できる状況にないときは、外尿道括約筋を締めて（陰部神経による伝達）我慢する。

試験に出る語句

排尿反射
尿が膀胱にたまったという情報が仙髄や橋に届くことで起こる反射。仙髄からは排尿するための指令が、橋からはそれを抑制する指令が出る。

内尿道括約筋
膀胱の出口にある括約筋。意思では動かせない不随意筋である。

外尿道括約筋
女性では尿道口の内側、男性では前立腺の下にある括約筋。意思で動かせる随意筋である。

キーワード

骨盤内臓神経
自律神経系の主に副交感神経の線維からなる神経。勃起や直腸の蠕動運動などにもかかわる。

メモ

下腹神経（交感神経）
下腹神経は交感神経の線維で、膀胱壁を弛緩し、内尿道括約筋を締め、排尿を抑制する。

排尿のしくみ

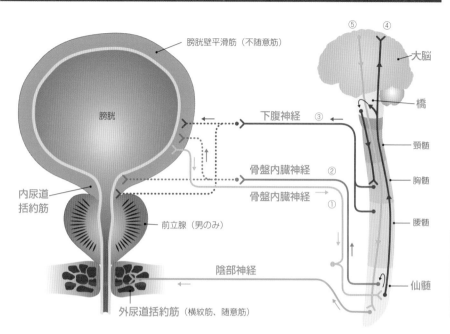

膀胱壁平滑筋（不随意筋）

膀胱

下腹神経　③

骨盤内臓神経　②

骨盤内臓神経　①

内尿道括約筋

前立腺（男のみ）

陰部神経

外尿道括約筋（横紋筋、随意筋）

⑤　④

大脳

橋

頸髄

胸髄

腰髄

仙髄

①尿がたまって膀胱壁が伸びたことを神経が感知し、その情報が仙髄に伝えられる。

②仙髄で反射が起こり、意思とは関係なく膀胱が収縮、内尿道括約筋が緩む。

③膀胱壁が伸びたという情報が橋に届くと、膀胱の弛緩と内尿道括約筋の収縮の指令が出る。

④膀胱壁が伸びたという情報が大脳皮質に届き、尿意が起こる。

⑤大脳で排尿すると決めたら、自分の意思で外尿道括約筋を緩めて排尿する。

⑥排尿できる状況にないときは、外尿道括約筋を締めて我慢する。

生命機能の調節

排尿のしくみ

COLUMN

緊張するとおしっこがしたくなるのは

　緊張したときは交感神経が優位に働き、膀胱は緩み、内尿道括約筋が収縮して排尿は抑制されるはずなのに、極度に緊張するとトイレに行きたくなります。これは、強いストレスによって脳が混乱し、膀胱に尿がたまっていないのに膀胱を収縮させるからだと考えられています。そしてその膀胱の収縮を尿がたまって圧力が高まった状態だと勘違いして、「尿がたまった」という報告が中枢に届き、尿意が起こるというわけです。

咳が出るしくみ

生命機能の調節

POINT
- ●咳は気道の異物や分泌物を排出させるために出る。
- ●気道の刺激受容器への刺激が延髄で咳反射を起こす。
- ●声門が開くと同時に強い呼気が行なわれて咳が出る。

気道の異物を排出する咳

　咳は、気道に入った異物や気道にたまった分泌物などを外に排出するために起こります。咳が出るのは、風邪やアレルギーで気道に炎症が起きたり痰が出るとき、食べものや飲みものが気道に入ってむせたとき、煙を吸い込んだときなどです。また気道や肺の腫瘍、胸膜の疾患などで粘膜が刺激されたときにも咳が出ます。

　咳中枢（咳嗽中枢）は延髄にあります。異物などの刺激を感知する刺激受容器は、咽頭、喉頭、気管、気管支、胸膜、横隔膜、心膜にあります。また食道や胃、外耳道などにも見られます。それらのセンサーが異物などによる刺激を感知すると、その情報が延髄に伝わり、咳反射（咳嗽反射）が起きて、咳が出ます。

＜咳が出るプロセス＞

　咳は以下のようなプロセスで起こります。

①肋間筋や腹筋が収縮し（肋間神経による伝達）、呼気が起こる。

②声門が閉じ（迷走神経による伝達）、呼気が止まる。

③①と②で胸腔内圧が高まる。

④声門が開き、勢いよく呼気が起こり、咳が出る。

咳は自分の意思でも出せる

　上記のプロセスは反射による不随意なプロセスですが、咳は意識的に出すこともできます。それは声門や横隔膜などが自分の意思で動かせる随意筋でもあるからです。

試験に出る語句

咳中枢（咳嗽中枢）
延髄にある。気道などにある刺激受容器からの情報を受けて、咳反射（咳嗽反射）を起こして咳を出す。

キーワード

咳嗽（がいそう）
咳のこと。

メモ

ひどい咳は体力を消耗する
咳が出るときは、呼吸筋と腹筋が激しく収縮し、エネルギーを使うため、ひどく咳き込むと体力を消耗する。さらに吐き気を誘発したり、食欲不振も引き起こす。

146

咳が出るしくみ

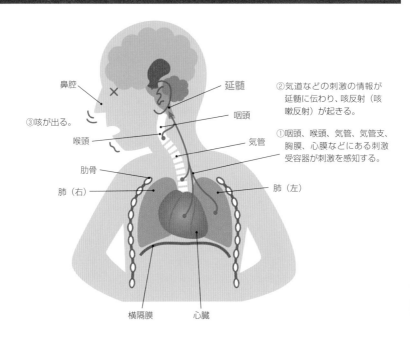

鼻腔

③咳が出る。

喉頭

肋骨

肺（右）

延髄

咽頭

気管

肺（左）

横隔膜　心臓

②気道などの刺激の情報が
　延髄に伝わり、咳反射（咳
　嗽反射）が起きる。

①咽頭、喉頭、気管、気管支、
　胸膜、心膜などにある刺激
　受容器が刺激を感知する。

咳が出るプロセス

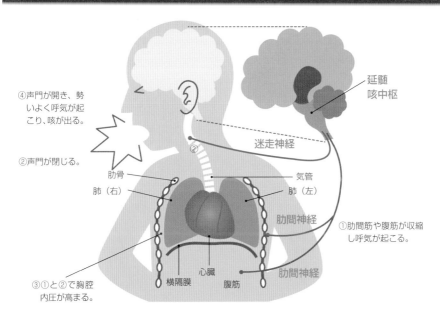

④声門が開き、勢
いよく呼気が起
こり、咳が出る。

②声門が閉じる。

肋骨

肺（右）

③①と②で胸腔
内圧が高まる。

横隔膜　腹筋

心臓

②

延髄
咳中枢

迷走神経

気管

肺（左）

肋間神経

肋間神経

①肋間筋や腹筋が収縮
し呼気が起こる。

147

生命機能の調節

睡眠のしくみ

POINT
- ●睡眠は心身の休息や体の修復などのために必要。
- ●松果体から分泌されるメラトニンが睡眠を誘う。
- ●睡眠はレム睡眠とノンレム睡眠に分けられる。

松果体からのメラトニンが眠りを誘う

　睡眠とは、意識を消失しているが、外からの刺激で意識を回復する状態のことです。ヒトの成人の場合、一般的には毎晩6～9時間程度の睡眠を取ります。ただしいつ睡眠を取るかや睡眠時間などには個人差があります。

　睡眠は、心身を休め、体を修復するために必要です。睡眠中は下垂体前葉から成長ホルモンが多く分泌され、傷の修復や子供の場合は成長が促されます。また睡眠は記憶の再構成にも関係しているといわれています。

　睡眠には、間脳の後方にある松果体が分泌するメラトニンというホルモンが関係しています。メラトニンには体温を下げ、睡眠を誘う作用があります。

レム睡眠とノンレム睡眠

　睡眠は、レム睡眠とノンレム睡眠に分けられます。レム睡眠とは、細かい眼球の動き（急速眼球運動／Rapid Eye Movement ＝ REM）が見られる睡眠で、全身の筋肉は弛緩しているのに、脳波が起きているときのような変化を示す睡眠です。

　ノンレム睡眠は、脳波の特徴から比較的浅い段階1から深い眠りの段階4まで4つの段階に分けられます。段階3と4は、脳波に徐波と呼ばれるゆっくりした波が見られることからこれらを徐波睡眠といいます。

　眠りにつくと、1～2時間でノンレム睡眠の段階4まで深くなり、その後は浅くなったり深くなったりを周期的に繰り返し、徐々に浅くなって目が覚めます。

試験に出る語句

レム睡眠
急速眼球運動（Rapid Eye Movement）が見られる睡眠。夢はレム睡眠のときに見ていると考えられている。

ノンレム睡眠
急速眼球運動が見られない睡眠。脳波の特徴から4段階に分けられる。段階3と4は徐波睡眠と呼ばれる。

キーワード

メラトニン
松果体から分泌され、睡眠やサーカディアンリズム（P.150参照）に関係するホルモン。日中は少なく、夜間に多く分泌される。起床してから14～16時間で分泌が増加するとされる。

メモ

成長ホルモン
下垂体前葉から分泌されるホルモン。筋肉や骨、皮膚の成長や新陳代謝を促す。睡眠中に多く分泌される。比較的強い強度の運動や無酸素運動でも分泌が増加する。

148

睡眠の深さとサイクル

成人の睡眠は、一晩のうちに数回、深くなったり浅くなったりを繰り返す。高齢になると深い睡眠が減少する傾向がある。

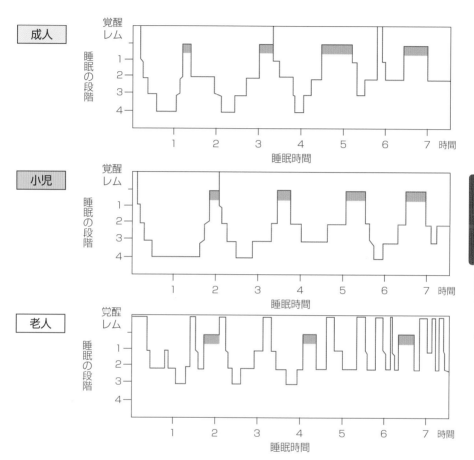

Athletics Column

筋力をつけたいなら良質な睡眠が必要

　強い筋力トレーニングを行なうと筋線維が壊れます。しかしその後に十分な栄養（特にたんぱく質）と休息を取ると、トレーニング前より強く太い筋肉に修復されます。これを超回復といいます。体を修復する働きがある成長ホルモン分泌のためにも、トレーニング後は良質な睡眠を取ることが大切です。

サーカディアンリズム

POINT
- ●サーカディアンリズムとは1日周期の生体機能の変化のこと。
- ●視交叉上核にある体内時計が生体のリズムをつくる。
- ●体温やホルモン分泌などが日内変動を示す。

体内時計が1日の周期をつくる

サーカディアンリズムとは、さまざまな生体機能が1日周期で変化することやその様子のことで、概日リズムともいいます。夜に眠くなって布団に入り、朝に起きて活動を始めるのは、社会がそういう習慣で動いているからというだけではなく、本来私たちの体に備わっている生理的な変化によるものなのです。

視床下部の視交叉上核にはおおよそ24時間で時を刻む体内時計があり、これがサーカディアンリズムをつくり出しています。しかし体内時計はぴったり24時間ではなく、朝に明るい光を見ることによってリセットされ、社会の生活時間と同期しています。したがって夜勤の生活や不規則な生活が続くと、体内時計とサーカディアンリズムがおかしくなり、体調を崩してしまいます。海外旅行による時差ぼけも同様です。健康の維持には規則正しい生活をすることや、朝に強い光を浴びて体内時計とサーカディアンリズムを整えることが大切です。

サーカディアンリズムを刻むもの

体温（深部体温）は、朝から上昇して日中は高く、夜に低くなって睡眠に入り、睡眠中に最も低くなります。

松果体のメラトニン（P.148）は朝の光を浴びてから14〜16時間で分泌が増加し、成長ホルモンは睡眠中に分泌量が上がります。下垂体の副腎皮質刺激ホルモンは早朝に高く夜に低下し、その作用によって副腎皮質ホルモンも同様の日内変動を示します。

試験に出る語句

サーカディアンリズム
サーカディアンは「おおむね1日」という意味。概日。生体のさまざまな機能がおよそ24時間周期で変化を繰り返すこと。

体内時計
視交叉上核にあるとされる。おおよそ24時間を刻み、ホルモン分泌などを調節している。朝、強い光を浴びるとリセットされる。

キーワード

日内変動
ホルモン分泌などが1日の中で生理的に変化すること。

メモ

視交叉上核
視床下部の一部で、視交叉の上後方にある。視覚の情報も受けており、光を見るという刺激によって体内時計をリセットしている。

サーカディアンリズムを刻むもの

直腸温、血中の副腎皮質ホルモンやメラトニンの濃度などは、サーカディアンリズムを刻む。

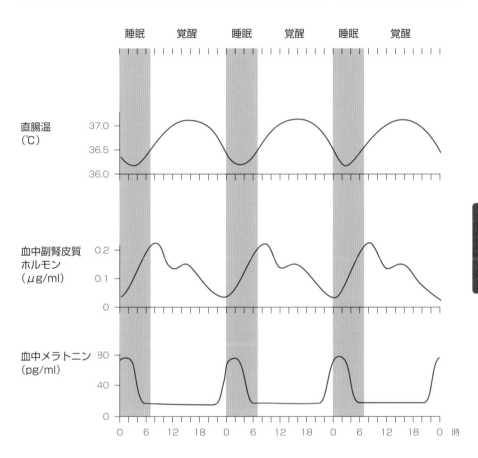

生命機能の調節

サーカディアンリズム

Athletics Column

健康のための運動はいつ行なう？

　サーカディアンリズムを考えれば、夕方以降の軽い全身運動がおすすめです。体がしっかり起きているので運動しやすいだけでなく、夜に向けてスムーズに体温が下がり、良い睡眠が得られると考えられます。起床後すぐに運動をして体温を上げたい場合は、睡眠中に血糖値の低下や体内水分量の減少が起きていることを考慮して、ある程度のエネルギー源と十分な水分補給をしてから行なうように心がけましょう。

151

損傷部によって異なる
脊髄損傷の症状

　交通事故やスポーツ中のけがなどで脊髄が傷ついたものを脊髄損傷といいます。脊髄が完全に切れてしまったものを完全型、一部が傷ついたものを不完全型といいます。脊髄損傷によって生じる症状は損傷した部位によって異なります。損傷した部分で脳からの指令や末梢からの感覚などの報告が途絶えてしまうので、損傷部より下の筋肉が動かなくなったり、感覚がなくなったりします。自律神経の働きも損なわれるので、発汗や皮膚の血管の収縮・拡張ができなくなって体温調節が難しくなります。ただし不完全型の場合は、つながりが残っている神経の機能は保たれます。

　脊髄損傷では、損傷部が上の方であればあるほど症状は重くなり、命にかかわることもあります。例えば、呼吸を行なう横隔膜を支配する横隔神経はC3〜5の頸神経叢から出ているので、それより上の頸髄を損傷すると横隔膜が動かなくなり、自発呼吸ができなくなります。胸髄の上部が損傷すると、胸髄の下部からの神経に支配されている腹直筋や外・内腹斜筋などが麻痺するため、自分の力で安定して座っていることが難しくなります。

　頸髄の下部が損傷し、首から下の筋肉や感覚が麻痺しても、内臓の機能の多くは保たれます。それはなぜでしょうか。それは内臓の機能の大半は第Ⅹ脳神経の迷走神経によって支配されているからです。迷走神経は延髄から出ているので、頸髄損傷でもその機能は保たれます。

　排便・排尿の機能の中枢は仙髄にあるので、それより上の脊髄損傷では便意や尿意が感じられなくなります。その場合は、自分の排泄のリズムを把握してタイミングよくトイレに行く、浣腸や摘便（指で便をかき出すこと）、自己導尿（カテーテルを尿道に入れて排尿する）など、それぞれの状態に合わせた排泄方法を身につける必要があります。

第2部

脳の働き

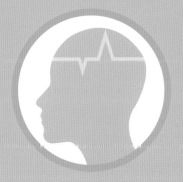

PART3

運動機能

大脳の運動野

運動機能

POINT
- 1次運動野は大脳の中心前回にある。
- 手など繊細な動きが必要な部位は大脳の担当範囲が広い。
- 高次運動野や小脳、大脳基底核なども運動の指令にかかわる。

運動の指令を出す1次運動野

体を動かす筋肉である骨格筋は、自分の意思で動かせる随意筋です。そして骨格筋に対して「収縮せよ」という指令を出すのが大脳の運動野です。運動の際は脳のさまざまな場所が働いていますが、最も基本的な中枢は大脳の中心溝前方の中心前回にある1次運動野です。

1次運動野は、右脳が左半身の運動を、左脳が右半身の運動を担当しています。また右頁下図のように、大脳の場所によって担当する体の部位が違います。例えば手や顔など繊細な動きを必要とする部位は、脳の担当範囲が広くなっています。これは1次運動野の後方にある1次体性感覚野（P.98参照）とよく似ています。

複雑な動作の指令や運動の調整をする中枢

どんな運動を行なうかをプログラムするには、皮膚感覚や深部感覚、視覚や聴覚などの特殊感覚の情報や、運動のイメージや心理状態など、さまざまな情報が必要です。そのため1次運動野は、各種感覚器やその情報を処理する大脳の感覚野、ヒトとしての意思をつかさどる前頭連合野など、さまざまな部位と連携して働いています。

1次運動野の前方にある補足運動野と運動前野などは、左右の手、手と足の協調運動などの複雑な動作や、運動のイメージなどに関係しています。また小脳（P.78参照）や大脳基底核、脳幹や脊髄は、より適切な運動の選択や調節、運動の学習・修得、歩行など自動的に行なわれる運動などにかかわっています。

 試験に出る語句

1次運動野
大脳の中心溝の前方（中心前回）にある。

補足運動野・運動前野など
1次運動野の前方にある補足運動野、運動前野、前補足運動野、帯状皮質運動野は、まとめて高次運動野と呼ばれる。

 キーワード

骨格筋
体を動かすための筋肉。自分の意思で動かせる随意筋である。顕微鏡で見ると横じまが見えることから横紋筋という。

 メモ

運動野と運動障害
1次運動野が障害を負うと運動麻痺が起こる。一方、補足運動野などの高次運動野が障害を負った場合は麻痺は起きず、自発的に運動ができないなど、運動がうまくいかなくなる。

154

大脳の運動野

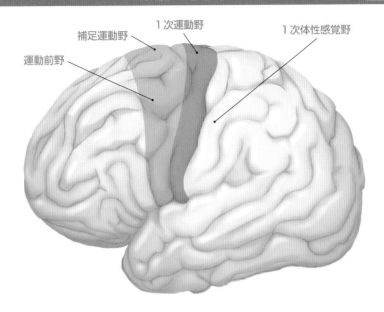

補足運動野

1次運動野

1次体性感覚野

運動前野

1次運動野の身体各部の分担

指先や顔面など特に繊細な運動が必要な部位ほど、1次運動野が担当するエリアが広い。

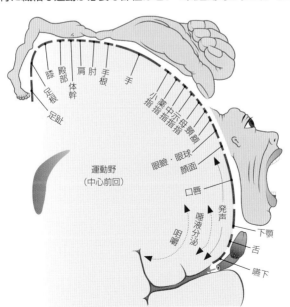

膝 殿部 足根 体幹 肩 肘 手根 手 小薬中示母 指指指指指 頸 眉

足趾

運動野
(中心前回)

眼瞼・眼球
顔面

口唇

発声

唾液分泌

咀嚼

下顎

舌

嚥下

155

運動機能

運動の指令を筋肉に届けるしくみ

POINT
- ●運動野から筋肉へ指令が伝わるルートを下行性伝導路という。
- ●神経と筋線維は神経筋接合部でシナプスの構造をつくる。
- ●1つのニューロンがつながる筋線維を神経筋単位という。

大脳から筋肉へ指令が下る

　運動の指令は、1次運動野のニューロンによって伝えられます。大脳皮質から出て大脳の内包を通り、中脳、橋、延髄、脊髄と下行する間に、どこかで左右反対側に交叉して、脳幹や脊髄前角でニューロンを乗り換え、標的の筋肉へと向かいます。このように運動の指令を伝えるルートを下行性伝導路といいます（P.74参照）。そのうち体幹と四肢に運動の指令を伝える伝導路である皮質脊髄路は、延髄前方の錐体という場所を通るため錐体路とも呼ばれます。

　首から上の運動指令を伝えるルートとして、途中まで皮質脊髄路に近いルートを下行している皮質延髄路があります。それ以外にも、姿勢や運動の制御などにかかわる神経が通るルートがあります。

神経が筋肉に指令を伝えるしくみ

　運動の指令を伝える神経が筋肉とつながるところを神経筋接合部といいます。神経の末端が指を広げたような形の軸索終末になり、筋線維の表面にある運動終板とシナプスの構造をつくります。軸索終末にインパルスが届くと、軸索終末と運動終板の間にあるシナプス間隙にアセチルコリンが放出されます。そして神経伝達物質が運動終板の受容体と結合すると、筋線維が興奮し、収縮します。

　ニューロンの軸索は枝分かれしてたくさんの筋線維と接合しています。1つのニューロンがつながる筋線維を神経筋単位（運動単位）、その数を神経支配比といいます。神経支配比の数が少ないほど繊細な動きが可能です。

試験に出る語句

下行性伝導路
大脳から筋肉へ神経繊維によって運動の指令が届くルートのこと。中枢から末梢へと下るため、下行性伝導路という。皮質脊髄路、皮質延髄路などがある。

神経筋接合部
神経の末端が筋線維につながるところ。神経末端がつくる軸索終末と筋線維表面の運動終板がシナプスの構造をつくる。

キーワード

神経筋単位
運動単位ともいう。1つのニューロンが支配する筋線維のことで、支配される筋線維の数を神経支配比という。神経支配比は数本から数千本まで差があり、数が少ないほど繊細な運動が可能。

メモ

錐体路症状
錐体路のどこかが傷つくと起こる特徴的な症状。筋緊張が亢進する痙性麻痺、腱反射の亢進、病的な反射の出現などの症状が出る。

156

運動の指令を伝える下行性伝導路

大脳から骨格筋に運動の指令を伝える神経線維は、下行性伝道路を束になって走っている。

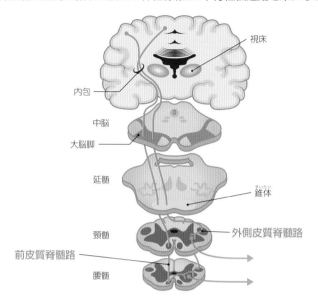

視床

内包

中脳

大脳脚

延髄

錐体 (すいたい)

頸髄

外側皮質脊髄路

前皮質脊髄路

腰髄

神経筋接合部の構造

運動神経の軸索終末と、筋線維表面の運動終板でシナプスをつくっている部分を神経筋接合部という。軸索終末と運動終板の間にはシナプス間隙がある。

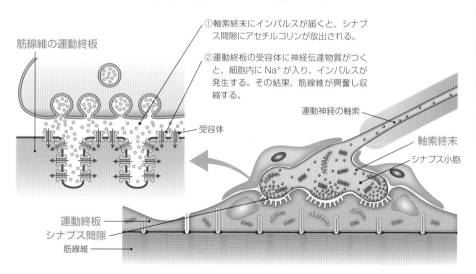

①軸索終末にインパルスが届くと、シナプス間隙にアセチルコリンが放出される。

②運動終板の受容体に神経伝達物質がつくと、細胞内に Na^+ が入り、インパルスが発生する。その結果、筋線維が興奮し収縮する。

筋線維の運動終板

受容体

運動神経の軸索

軸索終末

シナプス小胞

運動終板

シナプス間隙

筋線維

運動機能

胸部・腹部の筋と神経支配

POINT
●胸鎖乳突筋は脳神経の副神経に支配される。
●胸部の筋は主に頸神経からの神経に支配される。
●腹部の筋は主に胸神経からの神経に支配される。

胸部の主な筋と神経支配

　胸部にある主な筋の特徴と神経支配は以下の通りです。

①胸鎖乳突筋（片側の作用で顔を反対の上方に向ける）

・胸骨柄と鎖骨に起始し、側頭骨乳様突起に停止する。

・副神経（第XI脳神経）、頸神経叢（C2 ～ 3）に支配される。

②三角筋（上腕を外転する）

・鎖骨、肩峰、肩甲棘に起始し、上腕骨外側に停止する。

・腋窩神経（C5 ～ 6）に支配される。

③大胸筋（上腕を前方挙上、内転、内旋する）

・鎖骨、胸骨などに起始し、上腕骨に停止する。

・外側胸筋神経（C5 ～ 7）、内側胸筋神経（C8・T1）に支
配される。

腹部の主な筋と神経支配

　腹部にある主な筋の特徴と神経支配は以下の通りです。

④腹直筋（体幹を前屈、骨盤を後傾させる）

・恥骨に起始し、第5 ～ 7肋軟骨と剣状突起に停止する。

・肋間神経（T5 ～ 12）に支配される。

⑤内腹斜筋（片方の作用で脊柱を側屈、回旋する）

・胸腰筋膜、腸骨、鼠径靱帯に起始し、第10 ～ 12肋骨、
白線恥骨に停止する。

・肋間神経（T5 ～ 11）、肋下神経（T12）、腸骨鼠径神経（L1）、
腸骨下腹神経（L1）に支配される。

⑥外腹斜筋（片方の作用で脊柱を側屈、回旋する）

・第5 ～ 12肋骨に起始し、白線、腸骨、恥骨に停止する。

・肋間神経（T5 ～ 12）に支配される。

 試験に出る語句

大胸筋
胸部にあるが、上腕を動かすので本来は上肢の筋に属する。広い筋なので部位によって作用が異なる。上部は上肢を斜め上方に突き出す。中央から下部は上腕を水平屈曲、内転する。

腹直筋
腹部の中央の左右に並んでいる筋。全体が腹直筋鞘に包まれ、その正中部分を白線という。3つ（または4つ）の腱画を持つ多腹筋。

 キーワード

「C」「T」「L」
Cは頸神経（Cervical nerve）、Tは胸神経（Thoracic nerve）、Lは腰神経（Lumbar nerve）のこと。あとの数字は神経の番号。C5は第5頸神経。

 メモ

起始と停止
骨格筋の両端がどこについているかを示す。一般に体幹や体の中心に近い方、または動きの小さい方が起始で、もう一方が停止。

胸部・腹部の主な筋と神経支配

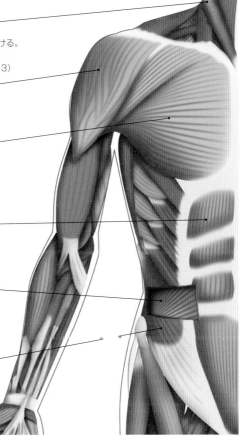

①胸鎖乳突筋
・作用：片側の作用＝顔を反対の上方に向ける。
　両側の作用＝首をすくめて後屈する
・副神経（第Ⅺ脳神経）、頸神経叢（C2～3）

②三角筋
・作用：上腕の外転
・支配神経：腋窩神経（C5～6）

③大胸筋
・作用：上腕の前方挙上、内転、内旋。
・支配神経：外側胸筋神経（C5～7）、
　内側胸筋神経（C8・T1）

④腹直筋
・作用：体幹の前屈、骨盤の後傾
・支配神経：肋間神経（T5～12）

⑤内腹斜筋
・作用：片側の作用＝脊柱の側屈、回旋。
　両側の作用＝体幹の前屈
・支配神経：肋間神経（T5～11）、肋下
　神経（T12）、腸骨鼠径神経（L1）、腸
　骨下腹神経（L1）

⑥外腹斜筋
・作用：片側の作用＝脊柱の側屈、回旋。
　両側の作用＝体幹の前屈
・支配神経：肋間神経（T5～12）

COLUMN

肋骨を動かす肋間神経と横隔膜を動かす横隔神経

　胸部のカゴ状の構造をつくる肋骨は、一つひとつの胸椎に左右1対ついていて、胸の前方に回り込み、胸骨についています（第11・12肋骨は背中で止まっている）。その肋骨の間につき呼吸を行なう肋間筋は、それぞれ肋間神経（T1～11）で支配されています。肋間神経は上下の胸椎の間から出て各肋骨の下を走っています。

　肋間筋とともに呼吸を行なう横隔膜は、横隔神経で支配されています。横隔神経は頸神経（C3～5）がつくる頸神経叢から心臓の両側を下行して横隔膜に伸びています。

運動機能

背部の筋と神経支配

POINT
- ●僧帽筋は脳神経の副神経に支配される。
- ●広背筋は頚神経からの神経に支配される。
- ●大・中殿筋は腰神経・仙骨神経からの神経に支配される。

背部の主な筋と神経支配

背部にある主な筋の特徴と神経支配は以下の通りです。

①僧帽筋（筋全体では肩を後方に引く。広い筋なので部位によって作用が違う）
- ・上部脊椎に起始し、鎖骨と肩甲骨に停止する。
- ・全体の形がカトリックの僧が着る僧帽に似ているためこの名称がある。
- ・副神経（第XI脳神経）、頚神経叢（C2〜4）に支配される。

②広背筋（上腕を内転、伸展、内旋する）
- ・第7〜12胸椎、腰椎、仙骨、腸骨、胸腰筋膜背部〜腰部の正中に起始し、上腕骨内側に停止する。
- ・胸背神経（C6〜8）に支配される。

③大殿筋（大腿を伸展する）
- ・腸骨、仙骨、尾骨に起始し、腸脛靱帯と大腿骨後面に停止する。
- ・下殿神経（L5・S1〜2）に支配される。

④中殿筋（大腿を外転、内旋する）
- ・腸骨に起始し、大腿骨外側に停止する。
- ・上殿神経（L4〜5・S1）に支配される。

⑤脊柱起立筋（脊柱を立て姿勢を保つ）
- ・腸肋筋（頚腸肋筋、胸腸肋筋、腰腸肋筋）、最長筋（頭最長筋、頚最長筋、胸最長筋）、棘筋（頭棘筋、頚棘筋、胸棘筋）の総称。
- ・脊柱の両側につき、頭蓋骨と頚椎、上下の肋骨や脊椎、肋骨と脊椎や腸骨などをつなぐ。
- ・脊髄神経後枝に支配される。

試験に出る語句

僧帽筋
首から背中にある左右合わせて菱形の筋。全体では肩を反らすが、上部は肩をすくめる作用が、下部は肩甲骨を下げる作用がある。上部と下部が働くと肩甲骨を上方回旋し、挙手の動作をする。

脊柱起立筋
脊柱の両側につく腸肋筋、最長筋、棘筋の総称。立位で体幹をしっかり支える。片側が働くと、体幹を側屈、回旋する。

キーワード

「S」
仙骨神経（Sacral nerve）のこと。あとの数字は神経の番号。S1は第1仙骨神経。

メモ

僧帽筋と広背筋は上肢の筋
僧帽筋は体幹から鎖骨と肩甲骨に、広背筋は体幹から上腕骨につき、いずれも上肢を動かすことから、本来は上肢の筋に属する。

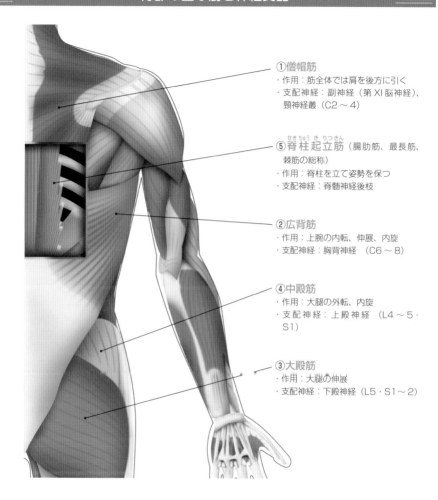

①僧帽筋
・作用：筋全体では肩を後方に引く
・支配神経：副神経（第XI脳神経）、
　頚神経叢（C2〜4）

⑤脊柱起立筋（腸肋筋、最長筋、
　棘筋の総称）
・作用：脊柱を立て姿勢を保つ
・支配神経：脊髄神経後枝

②広背筋
・作用：上腕の内転、伸展、内旋
・支配神経：胸背神経　（C6〜8）

④中殿筋
・作用：大腿の外転、内旋
・支配神経：上殿神経　（L4〜5・
　S1）

③大殿筋
・作用：大腿の伸展
・支配神経：下殿神経（L5・S1〜2）

運動機能

背部の筋と神経支配

COLUMN

腰痛は第4〜5腰椎辺りの問題で起こるものが多い

　多くの人が経験する腰痛。原因は、慢性的な疲れや悪い姿勢、いわゆるぎっくり腰、椎間板の劣化で起こる腰部椎間板ヘルニアなどさまざまです。これらの場合、第4〜5腰椎やそこから出る神経に問題が起きていることが多いようです。腰椎にはほかの骨格がなく、よく動くうえ、特に第4〜5腰椎の辺りは前後の弯曲が強く負荷が集中しやすいからです。ただし腰痛は、腎臓や尿管、胃や十二指腸、婦人科系などの病気が原因の場合があるので、長引くなら医師の診察を受けることが大切です。

上肢の筋と神経支配

POINT
- ●三角筋や回旋筋腱板の筋は頸神経からの神経に支配される。
- ●上腕二頭筋は頸神経からの筋皮神経に支配される。
- ●上腕三頭筋は頸神経からの橈骨神経に支配される。

上肢の主な筋と神経支配

上肢の運動にかかわる主な筋の特徴と神経支配は以下の通りです。

①三角筋（上腕を 90 度まで外転する）
・鎖骨と肩甲骨に起始し、上腕骨外側に停止する。
・腋窩神経（C5 ～ 6）に支配される。

②回旋筋腱板の筋（上腕骨頭を肩甲骨の方に引く）
・肩甲骨に起始し、上腕骨につく棘上筋、棘下筋、小円筋、肩甲下筋のこと。これらの腱（回旋筋腱板、ローテーターカフ）は上腕骨の骨頭を包むようにつき、上腕骨を肩甲骨に引いて固定する。
・棘上筋と棘下筋は肩甲上神経（C5 ～ 6）、小円筋は腋窩神経（C5 ～ 6）、肩甲下筋は肩甲下神経（C5 ～ 7）に支配される。

③上腕二頭筋（前腕を屈曲する）
・長頭・短頭とも肩甲骨に起始し、橈骨内側に停止する。
・筋皮神経（C5 ～ 6）に支配される。

④上腕三頭筋（前腕を伸展する）
・内側頭と外側頭は上腕骨後面、長頭は肩甲骨に起始し、尺骨の肘頭に停止する。
・橈骨神経（C6 ～ 8）に支配される。

⑤手関節を伸展・屈曲する筋
・手関節を伸展する筋には、長橈側手根伸筋、短橈側手根伸筋、尺側手根伸筋、（総）指伸筋などがある。
・手関節を屈曲する筋には、橈側手根屈筋、尺側手根屈筋、長掌筋などがある。

試験に出る語句

三角筋
肩の丸みをつくる筋。全体では上腕を外転するが、前部は上腕を前方に挙上（屈曲）、後部は後方に挙上（伸展）する働きを持つ。

回旋筋腱板
棘上筋、棘下筋、小円筋、肩甲下筋の腱のこと。いずれも肩甲骨から外側に走り、上腕骨につく筋で、4つの筋の腱が上腕骨頭を洋服の袖のように包み、上腕骨頭を肩甲骨に引き寄せて固定している。

キーワード

ローテーターカフ
（Rotator cuff）
Rotator は回転するもの、cuff は袖口という意味。

メモ

体幹にあり上肢の運動を行なう筋
背部の僧帽筋や広背筋、大・小菱形筋、胸部の大胸筋や小胸筋、前挙筋などは、肩甲骨や上腕骨につくため、上肢の運動を行なう筋である。

背面

前面

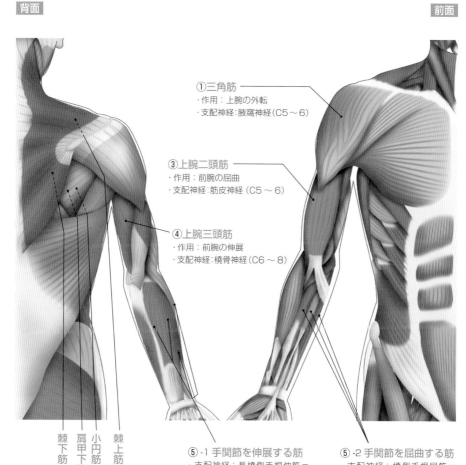

①三角筋
・作用：上腕の外転
・支配神経：腋窩神経（C5〜6）

③上腕二頭筋
・作用：前腕の屈曲
・支配神経：筋皮神経（C5〜6）

④上腕三頭筋
・作用：前腕の伸展
・支配神経：橈骨神経（C6〜8）

棘下筋
肩甲下筋
小円筋
棘上筋

②回旋筋腱板の筋
・作用：上腕骨頭を肩甲骨の方に引く
・支配神経：棘上筋・棘下筋＝肩甲上神経（C5〜6）、小円筋＝腋窩神経（C5〜6）、肩甲下筋＝肩甲下神経（C5〜7）

⑤-1 手関節を伸展する筋
・支配神経：長橈側手根伸筋＝橈骨神経（C6〜7）、短橈側手根伸筋（C6〜7）、尺側手根伸筋（C6〜8）、（総）指伸筋＝橈骨神経（C6〜8）

⑤-2 手関節を屈曲する筋
・支配神経：橈側手根屈筋＝正中神経（C6〜7）、長掌筋＝正中神経（C7〜C8・T1）、尺側手根屈筋＝尺骨神経（C7〜8・T1）

運動機能

上肢の筋と神経支配

163

下肢の筋と神経支配

POINT
- ●腸腰筋や大腿四頭筋は腰神経からの神経に支配される。
- ●ハムストリングは腰・仙骨神経からの神経に支配される。
- ●下腿三頭筋は仙骨神経からの腓骨神経に支配される。

下肢の主な筋と神経支配

　下肢の運動にかかわる主な筋の特徴と神経支配は以下の通りです。

①腸腰筋（大腿を屈曲する）

・腸骨内面に起始する腸骨筋と、肋骨や脊椎に起始する大腰筋の総称。2つは合流して大腿骨内側に停止する。

・腸骨筋は大腿神経（L2～4）、大腰筋は腰神経（L2～4）に支配される。

②大腿四頭筋（下腿を伸展する）

・4つの筋頭、大腿直筋、内側広筋、外側広筋、中間広筋からなる。大腿直筋のみ腸骨に、ほかの3つは大腿骨に起始し、合流して膝蓋骨を包み、膝蓋腱となって脛骨に停止する。

・大腿神経（L2～4）に支配される。

③ハムストリング（下腿を屈曲する）

・大腿後面の大腿二頭筋、半腱様筋、半膜様筋の総称。大腿二頭筋は坐骨と大腿骨に起始し、腓骨に停止。半腱様筋と半膜様筋は坐骨に起始して脛骨に停止する。

・大腿二頭筋は脛骨神経（L5・S2）と総腓骨神経（L4～5・S1）に、半腱様筋と半膜様筋は脛骨神経（L4・S2）に支配される。

④下腿三頭筋（足を底屈する）

・表層の2つの腓腹筋と、下層のヒラメ筋からなる。腓腹筋は大腿骨に、ヒラメ筋は腓骨と脛骨に起始し、合流してアキレス腱（踵骨腱）となり踵骨に停止する。

・脛骨神経（L4～5・S1～2）に支配される。

 試験に出る語句

腸腰筋
大腰筋と腸骨筋の総称。腹部の中にあるので、外から触れることができない。歩行時などに大腿を持ち上げる働きがある。この筋の衰えは、足が上がらず少しの段差でつまづく要因となる。

大腿四頭筋
人体で最も大きく強い筋の一つ。この筋の腱は膝蓋腱と呼ばれる。この腱をたたくと下腿が跳ね上がる膝蓋腱反射が見られる。

 キーワード

ハムストリング
直訳すれば「ハムをつるすもの」。大腿後面の3つの筋の呼び名。昔、豚肉でハムをつくるときこれらの細い筋でつるしたことが名前の由来との説がある。

 メモ

腰部椎間板ヘルニアと下肢の筋萎縮
腰部椎間板ヘルニアが第5腰椎と仙骨の間（L5＝第5腰神経が出入りするところ）で起きた場合、大腿四頭筋には萎縮は起きないが、ハムストリングや下腿三頭筋、大殿筋などには萎縮が起こる可能性がある。

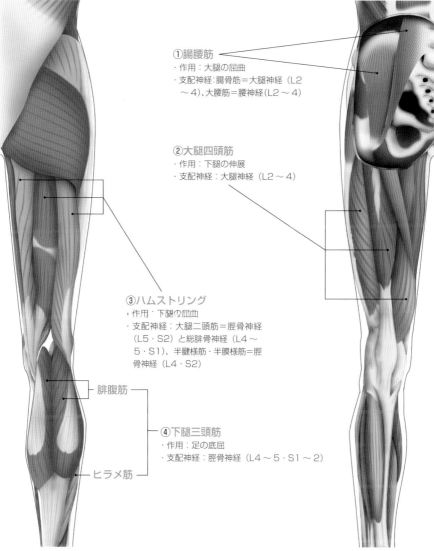

①腸腰筋
・作用：大腿の屈曲
・支配神経：腸骨筋＝大腿神経（L2
　〜4）、大腰筋＝腰神経（L2〜4）

②大腿四頭筋
・作用：下腿の伸展
・支配神経：大腿神経（L2〜4）

③ハムストリング
・作用：下腿の屈曲
・支配神経：大腿二頭筋＝脛骨神経
　（L5・S2）と総腓骨神経（L4〜
　5・S1）、半腱様筋・半膜様筋＝脛
　骨神経（L4・S2）

腓腹筋

④下腿三頭筋
・作用：足の底屈
・支配神経：脛骨神経（L4〜5・S1〜2）

ヒラメ筋

運動機能

下肢の筋の神経支配

165

小脳の働き

POINT
●運動の指令と運動の結果を照合し、調整する。
●動作を反復練習すると上達するのは小脳の働き。
●小脳性運動失調では酔っぱらった人のような歩行になる。

練習すると上達するのは小脳の働き

　小脳は運動の上達に欠かせません。1次運動野から出た指令に基づいてある運動が行なわれたとき、小脳には、発せられた運動の指令と、さまざまな感覚器からどんな運動が行なわれたかを示す情報が集まります。そして小脳はそれらを照合し、よりうまく運動が実行されるように調整する働きをしています。

　例えば初めて自転車に乗る際、教えてもらった通りに乗ろうと考えてスタートします。そのとき、目からは視覚、内耳からは平衡覚、皮膚からは皮膚感覚、筋肉や骨からは深部感覚の情報が小脳に集まってきます。転びそうになって足をつくといった失敗があれば、小脳が次はうまくバランスを取って乗れるように調整します。そして繰り返し練習すると、徐々に上手に乗れるようになっていくのです。

小脳が傷つくと起こる障害

　病気などで小脳に損傷を受けると特徴的な運動障害が現れます。これを小脳性運動失調（小脳失調）といいます。

　小脳性運動失調では運動の麻痺は起こりません。運動の開始が遅れてタイミングがズレてしまったり、体を動かす大きさを間違えたりします。また平衡感覚がうまく調整できないのでバランスを崩したり、複数の筋肉を協調して動かすことが難しくなり動きがぎくしゃくします。例えば、ものを取ろうとして手を伸ばしたら届かなかったり、歩くと歩幅や速さが不規則なうえヨロヨロするので、酔っぱらった人のような歩行になります。

 試験に出る語句

小脳
大脳の後下方にある。左右の小脳半球が中央の虫部でつながっている。大脳とは直接の接続はなく、大脳脚によって橋とつながっている。大脳からの運動の指令と感覚器からの情報を照合し、運動が正確に行なえるように調整する。

 キーワード

小脳性運動失調
小脳の障害で起こる運動失調。麻痺はなく、運動がうまくいかなくなる。自分の指で鼻の頭を触る指鼻試験を行なうと、指が左右に振れたり、正確に触れなかったりする。

 メモ

大脳基底核と運動の調整
大脳基底核も大脳や小脳と連携しながら運動を調整する。大脳基底核は、姿勢を保ったり、余計な動作の指令を取り除いてより適切でスムーズな運動ができるようにする。

運動を調整する小脳

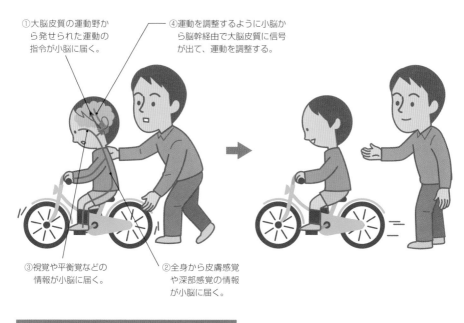

①大脳皮質の運動野から発せられた運動の指令が小脳に届く。

④運動を調整するように小脳から脳幹経由で大脳皮質に信号が出て、運動を調整する。

③視覚や平衡覚などの情報が小脳に届く。

②全身から皮膚感覚や深部感覚の情報が小脳に届く。

小脳性運動失調の症状

小脳性運動失調がある人の歩行は、歩幅が不規則になったりヨロヨロしたりするため、酩酊様歩行と呼ばれる。

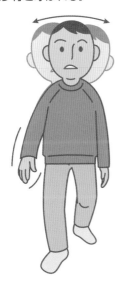

Athletics Column
スポーツ上達のためには練習が必須

　ある運動を初めて行なうときは、教えられたり、見た通りにやろうと考えながら行なうため、ぎこちない動作になります。でも練習を重ねるにつれ、動作が正しくスムーズになっていき、頭で一つ一つ考えなくても自動的に体が動くようになります。これが小脳による調整の機能です。スポーツの動作を上達したいなら、練習は欠かせないのです。

体のバランスを取る反射

姿勢を制御するための反射運動

体の重心は、真っすぐ立っているときでも細かく揺れています。これは、常に無意識のうちに体のバランスを調整していることを示しています。熱いものを触って手を引っ込める、よろけそうになって姿勢を正すといった運動は、意識的に行なっているものではなく、さまざまな反射によって起こるものです（反射運動）。

＜主な反射運動と姿勢の制御＞

次のような反射運動が姿勢の制御にかかわっています。

○伸張反射（脊髄の反射）

・ある筋が急に伸ばされると、脊髄反射が起こってその筋は収縮し、拮抗筋は抑制される。例：膝蓋腱反射

・筋の緊張を調整して筋の長さや張力を一定に保つ。

○屈曲反射（脊髄の反射）

・手や足に痛みや熱さなどの強い刺激を受けると、脊髄反射が起こって手や足を屈曲して引っ込める。

・片足に屈曲反射が起こると、もう一方の足には体重を支えるために下肢を伸ばすように指令が出る。

○前庭頸反射（脳幹の反射）

・頭が急に傾くと、内耳からの情報が脳幹の前庭神経核に届き、反射で首の筋肉が動いて頭を垂直にする。

・つまづいて前に転びそうになったときに頭を起こす。

○前庭眼球反射（脳幹の反射）

・頭が急に右に動くと、内耳からの情報が脳幹の前庭神経核に届き、反射が起きて眼球が左を向く。

・視線を一定の方向に保つ働き。

伸張反射のメカニズム（膝蓋腱反射の例）

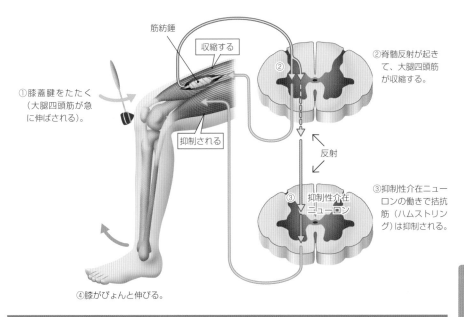

筋紡錘

収縮する

①膝蓋腱をたたく
（大腿四頭筋が急
に伸ばされる）。

抑制される

②脊髄反射が起き
て、大腿四頭筋
が収縮する。

反射

③抑制性介在ニュー
ロンの働きで拮抗
筋（ハムストリン
グ）は抑制される。

③抑制性介在
ニューロン

④膝がぴょんと伸びる。

屈曲反射のメカニズム

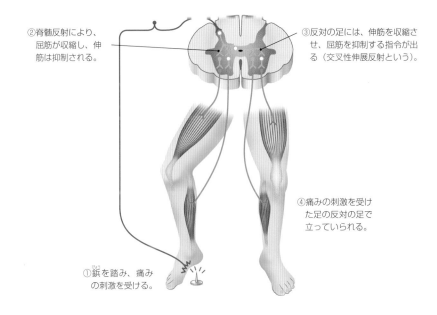

②脊髄反射により、
屈筋が収縮し、伸
筋は抑制される。

③反対の足には、伸筋を収縮さ
せ、屈筋を抑制する指令が出
る（交叉性伸展反射という）。

④痛みの刺激を受け
た足の反対の足で
立っていられる。

①鋲を踏み、痛み
の刺激を受ける。

乳幼児期の運動機能の発達

運動機能

POINT
- ●出生直後の原始反射は神経系の発達とともに消失する。
- ●粗大運動の発達には感覚器や運動の調整機能の発達が必要。
- ●微細運動の発達には好奇心や認知機能の発達も関係する。

成長とともに消える原始反射

　生まれたばかりの赤ちゃんには原始反射と呼ばれる動作が見られます。原始反射には、上体を抱き起こしてから頭を少しストンと落とすと、まず両腕を広げ、次に何かに抱きつくようにゆっくりと両腕を抱え込むモロー反射、口の近くに触れるとその方向を向いて口を開ける探索反射、口に触れたものを吸う吸啜反射、足の裏を踵からつま先に向けて細いものでこすると母趾が背屈するバビンスキー反射などがあります。これらは神経の発達とともに見られなくなり、おおよそ半年から1歳ごろまでに消失します。

運動機能の発達には順序がある

　赤ちゃんの運動機能の発達には順序があります。3〜4カ月で首がすわり、やがて寝返りをうつようになり、ハイハイを始め、つかまり立ちや伝い歩きができるようになり、そして歩けるようになります。こういった運動を粗大運動といいます。粗大運動の発達には、平衡覚の発達、感覚器からの情報と運動の指令との連携や、それらを調整する力の発達が必要です。

　手や腕の動作など細かい運動を微細運動といいます。ものをつかむとき、はじめは熊手のようにした手で引き寄せるだけだったのが、次第に親指とほかの4本の指が対立した形でつかむようになり、1歳ごろには親指と人さし指で小さいものをつまめるようになります。このような発達には、運動を滑らかにタイミングよく行なう調整機能や、ものへの好奇心や認知機能などの発達もかかわっています。

試験に出る語句

原始反射
生後すぐに見られる反射。モロー反射や吸啜反射などがある。生後数カ月から1年ほどで見られなくなる。

バビンスキー反射
先の細いもので足底を踵からつま先に向けてこすると、母趾が背屈する反射。2歳未満で消失する。成人では錐体路障害があると出現する。

キーワード

母指の対立
ヒトの手指は、母指がほかの指と相対して動かせるようになっている。これを対立という。サルには見られない。

メモ

発達の個人差
一般に、生後3〜4カ月ごろに首がすわる、12カ月で一人歩きができるとされるが、個人差が大きい。またあまりハイハイをしないまま、つかまり立ちをする子供もいる。過度に標準値を気にするのは望ましくない。

170

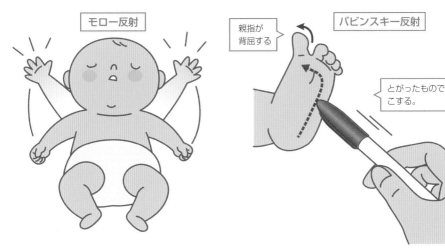

モロー反射

バビンスキー反射

親指が背屈する

とがったものでこする。

上体を抱き起こし、頭を少しストンと落とすと、両腕を広げてから、ゆっくりと両腕を抱え込む。

足の裏を細いもので踵からつま先に向けてこすると母趾が背屈する。成人に起きた場合は病的。

粗大運動の発達

すわる、はう、立つ、歩くなどの粗大運動の発達には順序がある。

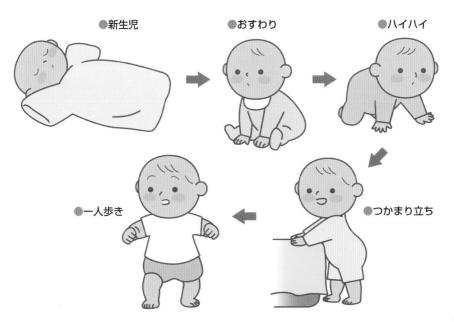

●新生児

●おすわり

●ハイハイ

●一人歩き

●つかまり立ち

運動機能

乳幼児期の運動機能の発達

171

運動ニューロンが侵されていく難病、筋萎縮性側索硬化症

　世界的に著名な理論物理学者のスティーブン・ホーキング博士がかかっていた病気、それが筋萎縮性側索硬化症（amyotrophic lateral sclerosis）です。頭文字を取って ALS と呼ばれ、厚生労働省の難病に指定されています。厚生労働省によると、日本には約 9200 人（平成 25 年度特定疾患医療受給者証所持者数より）の患者さんがいます。

　ALS は、運動の指令を脳から全身の骨格筋に伝達する運動ニューロンが徐々に侵されていく病気です。本来骨格筋自体には異常はありませんが、運動ニューロンからの指令が届かなくなると動かせなくなり、徐々に萎縮していきます。その一方で、皮膚感覚や視覚・聴覚などの感覚、内臓の機能などには異常は起こりません。眼球の動きも保たれることが多く、目で文字を追うなどしてコミュニケーションを取る患者さんも少なくありません。またホーキング博士のケースで分かるように、知的機能も低下しないのが普通です。

　手の指先や肘より先が動かしにくい、力が入らない、筋肉がピクピクしたりつっぱる感じがするといった異変に気づいて病院を受診する人が多いようです。足の筋肉に異常を感じるケースや、言葉が話しにくい、ものを飲み込みにくいといった症状から始まる人もいます。この病気は進行性で、徐々に動かしにくい部位が広がっていき、やがて自力で立ったり歩いたりができなくなります。さらに進行すると呼吸筋が麻痺して自発呼吸ができなくなり、人工呼吸器が必要になります。

　原因は解明されていませんが、一般には遺伝しないといわれています。ただし 5 〜 15％の患者さんに家族にも同じ病気の人がいる場合があり、このようなケースを家族性 ALS といいます。そして家族性 ALS の患者さんには、この病気に関連すると考えられる遺伝子の異常が次々に発見されており、病気の解明につながるのではないかと期待されています。

第2部
脳の働き

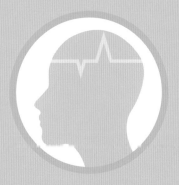

PART4
高次脳機能
（1）総論・言語機能

高次脳機能とは何か

POINT
- 認知、思考、記憶、情動、言語などを高次脳機能という。
- 高次脳機能は大脳皮質の連合野がつかさどる。
- 脳の損傷で高次脳機能障害が起こることがある。

人間らしい複雑で高度な機能

ここまで見てきた各種の感覚、運動機能や生命機能の調節といった機能は生命体としての基本的な機能であり、多くの動物が似たような機能を持っています。それに対して人間は、全身の感覚器から集まってくるさまざまな情報を統合・分析し、ときには感情を伴って、状況を判断して目標を設定し、行動します。またそれらを記憶し、イメージを膨らますことができます。これらの複雑で高度な機能を高次脳機能といいます。つまり高次脳機能は特定の機能を指したものではなく、その人のパーソナリティーを決める複雑で高度な機能のことです。

高次脳機能は、大脳皮質の連合野がつかさどっています。連合野とは、大脳皮質の感覚野と運動野以外の部分のことです。連合野には脳のほかの部位が担当する情報を統合する働きがあり、人間で特に発達している部分です。

脳が損傷して起こる高次脳機能障害

脳卒中や脳腫瘍などの病気や交通事故などによって脳が損傷を受け、高次脳機能に問題が生じた状態を高次脳機能障害といいます。高次脳機能障害では、記憶障害（新しいことが覚えられないなど）、注意障害（集中力の低下や作業ミスなど）、見当識障害（自分の居場所や日時が分からない）、失行（何かの行動が手順通りできない）、失語（言葉の読み書きや会話ができない）などの症状が現れます。また急に激しく怒り出す、衝動的に行動するようになるなど人格が変化することもあります。

試験に出る語句

高次脳機能
認知、思考、記憶、言語、情動、行動の制御などの人間らしい高度で複雑な機能のこと。大脳皮質の連合野がつかさどっていると考えられる。

連合野
大脳皮質の感覚野と運動野以外の部分。脳全体の3分の2程度を占める。前頭連合野、頭頂連合野、側頭連合野がある。高次脳機能をつかさどっていると考えられる。

キーワード

見当識
今自分がいるのがどこか、今日は何年何月何日かといったこと。またはその認識。

メモ

高次脳機能障害の特徴
高次脳機能障害では、損傷がない脳の部分が担当する機能には問題はなく、麻痺がないため外見では分からないことがある。適切な治療やリハビリによってある程度改善する可能性がある。

高次脳機能とは何か

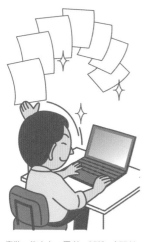

意欲、集中力、思考、判断、創造性

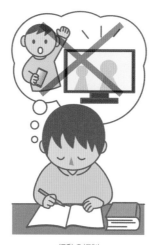

行動の抑制

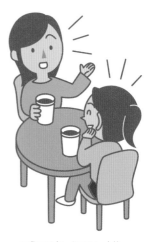

コミュニケーション、人格

高次脳機能障害の例

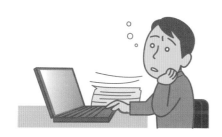

意欲・集中力の低下、思考・判断力・創造性の低下など

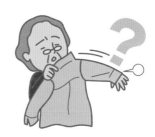

失行（服が正しく着られない、道具が使えないなど）

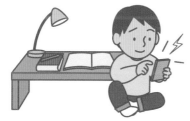

行動の抑制がきかない

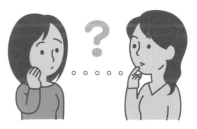

失語、名前が思い出せない（記憶障害）、
相手への興味の喪失など

高次脳機能(1)

高次脳機能とは何か

175

前頭連合野の働き

高次脳機能
(1) 総論・
言語機能

POINT
- 前頭葉の運動野を除いた部分が前頭連合野である。
- 計画の立案、実行、調整などの遂行機能を担う。
- 情動のコントロール、理性的行動、社会性などを担う。

前頭葉の前の部分が前頭連合野

高次脳機能は大脳皮質の連合野が担当していますが、その総司令塔ともいうべき部位が前頭葉の前頭連合野です。前頭連合野は最も人間らしい脳といえます。

前頭葉とは、中心溝の前、外側溝の上の部分のことで、大脳の約3分の1を占めます。前頭葉の後ろのエリアには1次運動野や高次運動野があり、それらを除いた残りの部分を前頭連合野といいます。前頭連合野は前頭前野、前頭前皮質などとも呼ばれます。

遂行機能や人格形成の脳

前頭連合野は、側頭連合野や頭頂連合野などから情報を集めて統合し、複雑な思考や判断、社会的行動、人格、創造性などを発揮します。

前頭連合野の重要な機能に遂行機能（実行機能）があります。これは、目標を設定し、目標達成のための方法を考え、計画を立案して行動を起こすとともに、より適切で効果的な行動ができるよう修正していく機能です。この機能が障害を負うと、判断力や意欲の低下、計画性の欠如、行動のコントロールが効かないなどの症状が現れます。

また前頭連合野は人格を決め、情動をコントロールし、社会性を調整しています。これらの機能が障害を負うと、ひどく怒りっぽくなったり、逆に異常なまでの多幸感を生じたりします。また他者や社会への興味がなくなったり、理性的な行動ができず、わがまま、移り気、短気などと表現されるような人格になってしまいます。

試験に出る語句

前頭連合野
中心溝の前、外側溝の上の前頭葉の前方部分。前頭葉の運動野を除いた部分のこと。遂行機能や人格、創造性、社会性などを担う。

遂行機能
目標設定、計画立案、実行、評価、調整などを適切に行なう機能。

キーワード

創造性
創造性は人間だけが持つともいわれる。創造性には、五感の機能、知識や情報の統合力、報酬系の働き、インスピレーション、それらを表現する言語機能や運動能力などが総合的に必要である。

メモ

前頭連合野の損傷例
前頭連合野の機能研究に大きく影響した事故がある。1848年、爆発事故で鉄の棒が前頭連合野を貫通した男性。命はとりとめたが、事故後無責任で無計画、怒りっぽく移り気な性格になってしまったという。

176

前頭連合野の位置

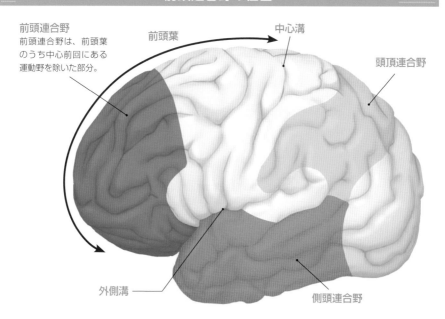

前頭連合野
前頭連合野は、前頭葉
のうち中心前回にある
運動野を除いた部分。

前頭葉

中心溝

頭頂連合野

外側溝

側頭連合野

前頭連合野の働き

前頭連合野は、複雑な思考や判断、創造性など、人間としてのより高度な機能をつかさどる。

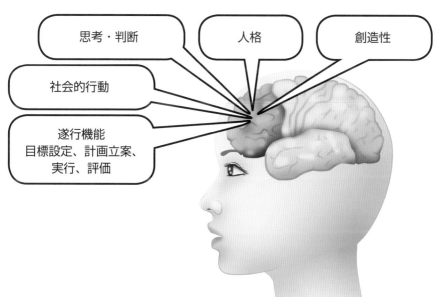

思考・判断

人格

創造性

社会的行動

遂行機能
目標設定、計画立案、
実行、評価

高次脳機能（1）

前頭連合野の働き

177

大脳の言語野

POINT
- 言語機能は感覚性言語野と運動性言語野がつかさどる。
- 感覚性言語野はウェルニッケ野と呼ばれる。
- 運動性言語野はブローカ野と呼ばれる。

言葉を受け取る機能と発する機能

言語の機能には、言葉を聞く、読むといった情報を受け取る機能と、話す、書くといった言葉を表出する機能があります。したがって言語機能の中枢には2つあり、言葉の情報を受け取る機能の中枢を感覚性言語野（ウェルニッケ野 39、40）、言葉を表出する機能の中枢を運動性言語野（ブローカ野 44、45）といいます。

感覚性言語野は側頭葉の上側頭回上方後部にあり、運動性言語野は前頭葉の下前頭回後方にあります。そしてこれら2つの領域は弓状束と呼ばれる神経線維の束で結ばれています。

多くの人が左半球に言語中枢を持つ

言語機能の中枢は、右利きの人の90％以上、左利きの人の70％程度が、左大脳半球にあることが分かっています。そして言語中枢がある方の大脳半球を優位半球、反対側を劣位半球といいます。

とはいうものの、左大脳半球に言語中枢がある人の右大脳半球が言語機能について何もしていないかというと、そうではありません。言語の処理をしているときに脳のどの部分が働いているかを調べてみると、劣位半球も活発に働いていることが分かってきました。言語機能に関して劣位半球がどんな役割を持つかはまだ分かっていません。しかしながら、言葉のリズム（韻律）、ユーモアや皮肉、言葉の情緒的な意味づけなど、言葉を理解するために重要な役割を持っているのではないかと考えられています。

試験に出る語句

感覚性言語野
ウェルニッケ野（Wernicke's area）ともいう。側頭葉の上側頭回上方後部にある。

運動性言語野
ブローカ野（Broca's area）ともいう。前頭葉の下前頭回後方にある。

キーワード

弓状束
感覚性言語野（ウェルニッケ野）と運動性言語野（ブローカ野）を結ぶ線維。連合線維の上縦束の一部（P.46参照）。

メモ

ウェルニッケ氏と
ブローカ氏
ピエール・ポール・ブローカ（1824～1880）はフランス人医師で、解剖学者、人類学者。大脳の機能局在を初めて見出した人。カール・ウェルニッケ（1848～1905）はドイツ人神経内科医。

感覚性言語野と運動性言語野

言語野には、聴覚情報の理解にかかわる感覚性言語野と、発声にかかわる運動性言語野の2つがある。

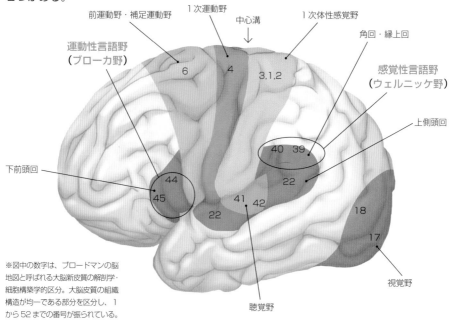

※図中の数字は、ブロードマンの脳地図と呼ばれる大脳新皮質の解剖学・細胞構築学的区分。大脳皮質の組織構造が均一である部分を区分し、1から52までの番号が振られている。

言語野は左大脳半球にある

右利きの人の90%以上、左利きの人の70%程度が左大脳半球に言語野を持つ。右大脳半球は、言葉の韻律などに関係していると考えられている。

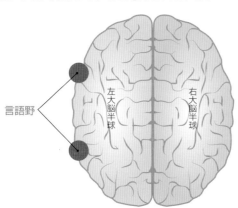

179

言葉を聞く・読む機能

● 言葉を受け取って理解する「感覚」の機能を担当する感覚性言語野は、聴覚野や視覚野の近くにある。
● 感覚性失語では流暢に話すが内容が意味不明になる。

言語を聞き、読んで理解する中枢

　耳で聞いたり、目で読んだりした言葉の情報を集約し、理解する働きの中枢を感覚性言語野といいます。感覚性言語野は発見した医師の名前からウェルニッケ野とも呼ばれます。感覚性言語野は側頭葉にあり、視覚野の隣、聴覚野とも近いところに位置しています。

　何かの言葉を聞いたり見たりしたとき、その音や光の情報はそのままでは意味を成しません。例えば「ことば」という音を聞いたとき、日本語が分からない人にとっては、それが「意思を伝えるために書いたり話したりするもの」という意味のこととは理解できません。感覚性言語野に届いた音や光の情報を、ほかの連合野などと連携して、記憶（知識）と照合したり、分析したりして初めてその意味が理解できるのです。

感覚性失語では言葉の意味が理解できない

　感覚性言語野の働きは、この部位が損傷して起こる感覚性失語を理解するとよく分かります。

　感覚性失語では、聞いたり見たりした言葉が理解できません。特に聞いて理解する機能が損なわれることが多く（聴覚性失語）、伝えた言葉を反復することができません。言葉を話す機能には異常がないため、とても流暢に話し、ときに多弁になりますが、言い間違いや造語が多く、脈絡のない意味不明な話になります（ジャルゴン失語と呼ばれる）。また質問をすると、全く質問の内容に合わない答えが返ってくることもあります。

 試験に出る語句

感覚性言語野
聞いたり見たりした言葉を理解する中枢。発見した人の名前からウェルニッケ野とも呼ばれる。上側頭回上方後部にある。

感覚性失語
視覚性（ブロードマン39野）と聴覚性（ブロードマン40野）がある。話す機能には異常がないため流暢に話すが、内容が意味不明になる。

 キーワード

失語
言語機能が脳の病気や外傷などで損なわれた状態。感覚性失語と運動性失語に分けられる。

ジャルゴン失語
ジャーゴンという表記もある。ジャルゴン（jargon）はフランス語で、訛、わけがわからない言葉という意味。意図する言葉とは違う言葉を頻発して、何がなんだか分からない話になること。

 メモ

言語障害と失語
言語障害は、失語や言語の発達障害としての言語機能の障害と、構音障害や吃音症など言葉の音声や発音などの障害（音声障害）に分けられる。

感覚性言語野の働き

聞いた言葉の音は聴覚野から、読んだ文字の情報は視覚野から入り、感覚性言語野に集まる。感覚性言語野は連合野などと連携し、意味を理解する。

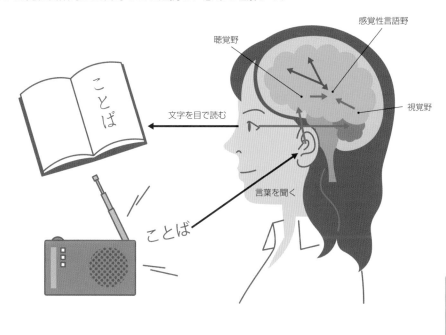

感覚性失語の特徴

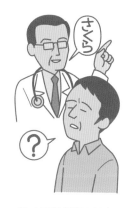

聞いた言葉が反復できない。

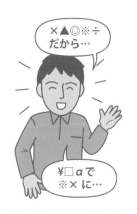

流暢に話すが、意味が分からない。

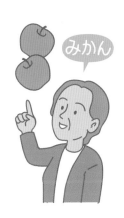

言い間違いが多い。

言葉を話す・書く機能

POINT
- 言葉を書いたり話したりする「運動」の機能を担当する運動性言語野は、運動野の近くにある。
- 運動性失語では、言葉を話すことが困難になる。

言葉を話し、書く機能の中枢

　自分の考えを言葉にして話したり、文字に書いたりする機能の中枢を運動性言語野といいます。運動性言語野は発見した医師の名前からブローカ野とも呼ばれています。

　例えば何か質問をされたとき、まずその情報を感覚性言語野が受け取り、連合野などと連携して聞いた内容を理解し、質問の答えを導き出します。そして運動性言語野がその答えを言葉や文章にして、声に出したり、文字に書いたりするのです。話すときは口唇や舌、顎の運動が、書くときは手や目の運動が必要なため、運動性言語野は全身の筋肉に運動の指令を出す働きを担う運動野のすぐそばにあります。

運動性失語では言葉をうまく話せない

　運動性言語野の働きは、この部位が損傷して起こる運動性失語を理解するとよく分かります。

　運動性失語では、声を出す機能には異常がないのに、言葉をうまく話せなくなります。言葉が出にくくなって、あまり話さなくなります。話し方はたどたどしく、助詞や助動詞が抜けて電文のような文章になります。また「りんご」が「りごん」や「りんみ」になるなど、単語の一部の文字が間違ったり入れ替わったりします（音韻性錯語）。

　その一方で、言葉を聞いて理解する機能にはあまり障害がないことが多く、人の話は分かっています。言葉を話さなくなるため、人の話が理解できていないのではと誤解されがちですが、そうではありません。

 試験に出る語句

運動性言語野
言葉を話したり書いたりする機能の中枢。発見した人の名前からブローカ野とも呼ばれる。前頭葉の下前頭回後方にある。

運動性失語
うまく話せなくなる。たどたどしく、助詞などが抜けて電文調になったりする。

 キーワード

錯語
言葉を間違えること。運動性失語では、「りんご」が「りんみ」になるなど、言葉の一部の文字が入れ替わったり間違ったりする音韻性錯語が起こる。

 メモ

音韻性錯語と語性錯語
錯語には、言葉の一部が入れ替わる音韻性錯語と、「りんご」を「みかん」と間違えるなど言葉自体を間違える語性錯語がある。語性錯語は感覚性失語に見られる。

連合野などでまとめた自分の考えを、運動野と連携して声に出したり、文字に書く。

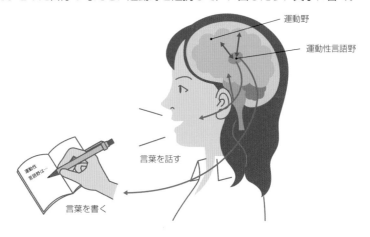

運動野

運動性言語野

言葉を話す

言葉を書く

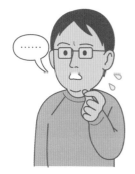

何かを話そうとはするが、言葉が出てこない。

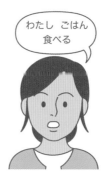

わたし　ごはん
食べる

普通に話しているが、「てにをは」が抜けている。
言い間違いが多い（音韻性錯語）。

高次脳機能(1)

言葉を話す・書く機能

Athletics Column

試合や練習の日誌を書くとやる気が出る

　言葉を書くためのメカニズムは本文で解説しました。では、言葉を書くことにはどんな意義があるのでしょうか。スポーツのメンタルトレーニングでは日誌を書くことが重要だといわれています。練習や試合をしたらやりっぱなしにせず、実施した内容とともによかったことや気づいたこと、反省や浮かんだアイデアなどをノートに書き出します。これを積み重ねると、自分の問題点や改善方法が明らかになっていき、さらにやる気がわいてくるのです。

自閉症スペクトラム障害という発達障害

　言葉を話す、人の表情を読み取る、相手の立場に立って考えるなどのことが苦手で人とのコミュニケーションがうまくいかない、物などに対するこだわりが強い傾向があり、儀式のような行動を繰り返したり、ある行動を決まった順序で行なえないと混乱する……。これらは自閉症の人の特徴です。かつて、自閉症は、性格が悪い子だとか、子育ての仕方や育つ環境が悪かったから"引きこもってしまった"のだとされ、親が責められることがありました。しかし現在では、それは間違いであったことが分かっています。自閉症は、先天的な脳の機能障害による発達障害であり、親の育て方などとは関係ありません。

　自閉症とは別の発達障害とされていたアスペルガー症候群は、特定の分野に非常に高い知能や芸術的才能を持っているのが特徴ですが、コミュニケーションが苦手なことなどは自閉症と同様です。ほかの発達障害にも同じような特徴を示すものがあり、最近ではそれらをまとめて「自閉症スペクトラム障害」と呼ぶようになっています。スペクトラムとは連続体という意味です。自閉症などの特徴は、どこかで明確に線引きできるようなものではなく連続したものであり、人によってその量や質に違いがあって、別々の障害ではないというわけです。自閉症スペクトラム障害の原因は解明されていませんが、発症の要因として脳の発育の異常が考えられており、その原因としてある種の染色体異常などの遺伝的要因、胎児期のウイルス感染、代謝異常などが示唆されています。

　自閉症を持ちつつ、肉牛をと殺する際に非虐待的に扱えるような施設を設計したテンプル・グランディンという女性がいます。現在は動物学者としてアメリカの大学で教鞭を執るほか、各地で自閉症に関する啓発のための講演活動も行なっています。グランディンさんの活躍は著作や映画でも紹介されており、自閉症の理解におおいに役立ちます。

第2部
脳の働き

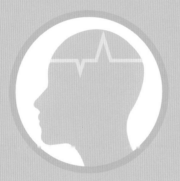

PART4
高次脳機能
（2）意識

意識とは何か

POINT
●意識とは、自分や周囲を正しく認識している状態のこと。
●どの程度覚醒しているかを示す意識レベルと、どのように認識しているかを示す認識機能で評価できる。

自分や周りのことが分かっている状態

意識とは、自分や周囲のことを正しく認識している状態のことです。意識は、どのくらいはっきり目が覚めているか、反応できるかを示す意識レベル（覚醒度）と、周囲などをどのように認識しているかを示す認識機能の2つの要素に分けて考えることができます。

確かに覚醒していて（意識レベルが正常）、自分がどこにいて何をしているか、周りに何があってそこにいる人が何をしているかを理解しており（認識機能が正常）、その状況にしっかり反応できる状態を意識清明といいます。一方、声をかけるなどの刺激への反応が低下（意識レベルが低下）した状態を意識混濁といいます。また、目は覚めているのに、幻覚があったり、興奮や奇妙な言動などがある状態（認識機能の異常）を意識変容といいます。

意識を保つ脳幹網様体

意識は、脳幹網様体にある上行性網様体賦活系（じょうこうせいもうようたいふかつけい）と呼ばれるシステムがコントロールしています。

脳幹の中心部には、ニューロンや神経線維が塊をつくらず、バラバラに散らばったようになっている部分があります。これが脳幹網様体です。ここには全身からのさまざまな感覚の情報や、大脳や小脳などからの指令が入ってくるうえ、ここから脊髄や脳の広い範囲に向けて情報を送る神経線維が伸びています。そして上行性網様体賦活系は、末梢からの感覚の情報を受けて興奮し、大脳皮質全体を覚醒状態に保っています。

意識レベルと認識機能の異常

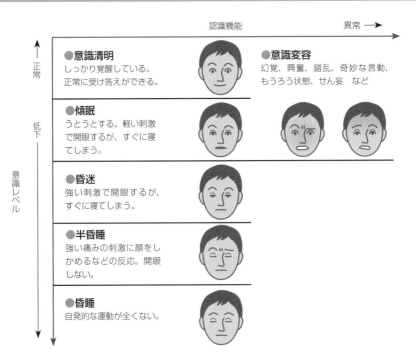

認識機能　　　　　　　　　　異常 →

↑ 正常　　↓ 低下

意識レベル

●意識清明
しっかり覚醒している。
正常に受け答えができる。

●傾眠
うとうとする。軽い刺激
で開眼するが、すぐに寝
てしまう。

●昏迷
強い刺激で開眼するが、
すぐに寝てしまう。

●半昏睡
強い痛みの刺激に顔をし
かめるなどの反応。開眼
しない。

●昏睡
自発的な運動が全くない。

●意識変容
幻覚、興奮、錯乱、奇妙な言動、
もうろう状態、せん妄　など

脳幹網様体と上行性網様体賦活系

脳幹網様体は、末梢からの感覚の情報を受けて興奮し、大脳皮質全体を覚醒状態に保つ。

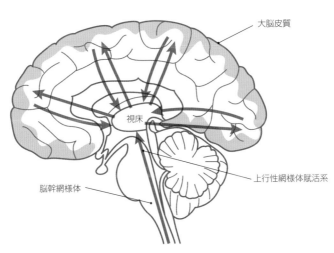

大脳皮質

視床

上行性網様体賦活系

脳幹網様体

意識レベルを測る指標

POINT
- ●意識低下の重症度は傾眠、昏迷、昏睡などと表現する。
- ●意識障害の程度を評価するスケールは、国内では JCS、世界的には GCS などが用いられている。

意識低下の重症度を示す表現

　意識を構成する要素のうち意識レベルの重症度は、正常な状態から著しく低下した状態まで5段階で表現することができます。

＜意識レベルの低下（意識混濁）の表現＞

　意識レベルは下記のように分けることができます。
①正常：しっかり覚醒している。
②傾眠：うとうとしている。声かけや肩をゆするなどの軽い刺激で目を開けるが、すぐに寝てしまう。
③昏迷：強い刺激で目を開けるが、すぐに寝てしまう。
④半昏睡：強い痛みの刺激に対しては、顔をしかめる、手足を動かすなどの反応がある。目は開けない。
⑤昏睡：自発的な運動が全くない。

意識の状態を数値化するスケール

　意識障害を引き起こすような重大な外傷や病気の場合、意識の状態を客観的かつ正確に、経時的に評価する必要があります。そのため、誰でも迅速に意識状態を評価して数値化できるスケールが開発されています。日本国内では JCS（Japan Coma Scale）が、世界的には GCS（Glasgow Coma Scale）がよく使われています。

　JCS は意識レベルと意識内容を合わせて評価します。正常は0で、点数が高いほど意識状態が悪いことを示しています。GCS は意識レベルを測る開眼機能と、意識内容を測る言語機能・運動機能を観察し、総合点で評価します。点数が低いほど意識状態が悪いことを示します。

試験に出る語句

傾眠、昏迷、半昏睡、昏睡
意識レベルが低下した状態の重症度の表現。傾眠と昏迷は刺激をすれば目を開く状態。半昏睡と昏睡は刺激をしても目は開かない。

JCS
Japan Coma Scale の略。日本国内でよく使われる意識障害の評価スケール。

GCS
Glasgow Coma Scale の略。世界的によく使われている意識障害の評価スケール。

キーワード

coma
昏睡のこと。

メモ

JCS + GCS = ECS
JCS は簡便だが評価者による差が出やすい傾向がある。GCS は評価者による差は出にくいが、複雑で時間がかかる。そこで JCS に GCS の要素を取り入れた ECS（Emergency Coma Scale）が開発されている。

JCS (Japan Coma Scale)

国内で広く使われている意識状態を数値化するスケール。

Ⅰ. 覚醒している状態（1 桁の点数で表現）

0. 意識清明
1. ぼんやりしていて意識清明とは言えない
2. 見当識障害がある（時、人、場所が分からない）
3. 自分の名前、生年月日が言えない

Ⅱ. 刺激すると覚醒する状態（2 桁の点数で表現）

10. 普通の呼びかけで開眼する
20. 大きな声または体を揺すると開眼する
30. 痛み刺激と呼びかけを繰り返すと辛うじて開眼する

Ⅲ. 刺激をしても覚醒しない状態（3 桁の点数で表現）

100. 痛み刺激に対し、払いのけるような動作をする
200. 痛み刺激に対し、少し手足を動かしたり顔をしかめる
300. 痛み刺激に全く反応しない

上の表に、R（不穏）、I（糞便失禁）、A（自発性喪失）などの情報を加えて、「JCS 30-R」などと表す。
例えば　30R または　30　不穏、20I または　20　失禁として表す。

（太田富雄、和賀志郎、半田肇、他．急性期意識障害の新しい grading とその表現法．（いわゆる 3-3-9 度方式）　第 3 回脳卒中の外科研究会講演集 1975、P.61-69、一部改変）

GCS (Glasgow Coma Scale)

欧米など世界でよく使われている意識状態を数値化するスケール。

1. 開眼機能（Eye opening、E）	E
自発的に開眼する	4
呼びかけると開眼する	3
痛み刺激で開眼する	2
全く開眼しない	1
2. 最良言語反応（Best Verbal response、V）	**V**
見当識がある	5
会話が混乱する	4
不適当な発語	3
理解不明の音声（うめき、うなり）	2
発語はみられない	1
3. 最良運動反応（Best Motor response、M）	**M**
命令に従って運動する	6
痛み刺激に対し、払いのける	5
痛み刺激に対し、逃避反応をする	4
異常な屈曲運動をする	3
伸展反応（除脳姿勢）をする	2
運動はみられない	1

正常では E、V、M の合計が 15 点、深昏睡では 3 点となる。

（Teasdale G, Jennett B. Assessment of coma and impaired consciousness. A practical scale. Lancet 1974；2：P.81-84、一部改変）

脳波の種類と意識状態

POINT
- 脳波は大脳皮質のニューロンの電気的活動を記録したもの。
- 波形の周波数によってα波、β波などに分けられる。
- ものを考えたり集中しているときはβ波が現れる。

脳波を見れば脳の活動レベルが分かる

　頭皮などに電極をつけ、大脳皮質のニューロンの電気的活動を記録したのが脳波です。したがって脳波を見れば大脳皮質の活動レベルが分かります。仮に脳の活動が完全に停止して脳死状態になったら、脳波には一切の波がなくなり平坦になります。

　脳波は、波の周波数によってα波、β波、θ波、δ波などに分けられます。

＜脳波の種類と特徴＞

　主な波形と特徴は以下の通りです。

①α波（8〜13Hz）
・成人が、覚醒している状態で、目を閉じて静かにしているときに現れる。目を開くと抑制される。
・特に後頭部に現れる。

②β波（周波数14〜30Hz）
・目を開いているとき、ものを考えたり何かに集中するなどの精神活動をしているときに現れる。
・特に前頭部から中心部に現れる。

③θ波（4〜7Hz）
・浅い眠りのとき、レム睡眠のときに現れる。

④δ波（1〜3Hz）
・深い眠りのときに現れる。

　小児の脳波は一般に周波数が低く、θ波やδ波がよく見られます。またてんかんなどの脳の病気では、病気によって特徴的な波形が見られます。

試験に出る語句

α波
覚醒している状態で目を閉じてリラックスしたとき、瞑想中などに出る脳波。

β波
ものを考えているときに現れるので、通常、覚醒して何かの活動をしているときはβ波が中心になる。

キーワード

脳波の周波数
1秒間に現れる波の数。つまり本文にあるδ波はゆっくりした波で、β波は細かく速い波。

メモ

子供の脳波
生後すぐはδ波が、3歳ごろはθ波が多く見られるが、成長とともに成人のパターンに変化していく。

脳波の異常と疾患
てんかんや脳炎などの脳の疾患では、特徴的な脳波が診断の手がかりになる。音を聞かせ、その刺激に反応して現れる脳波を調べることがある（聴性脳幹反応）。

脳波の測定方法

頭皮などに電極をつけ、脳のニューロンの電気的活動を記録したものが脳波。

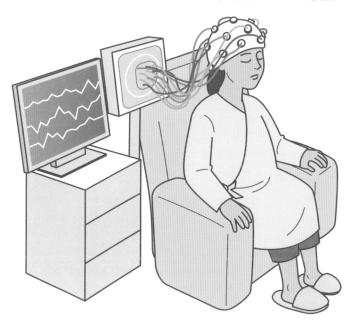

脳波の種類と特徴

脳波は周波数によってα波、β波、θ波、δ波などに分けられ、それぞれ下表のような状態のときに現れる。

脳波の種類	波形	周波数	特徴
α波		8 ~ 13Hz	成人が、覚醒している状態で、目を閉じて静かにしているときに現れる。 目を開くと抑制される。
β波		14 ~ 30Hz	目を開いているとき、ものを考えたり何かに集中するなどの精神活動をしているときに現れる。
θ波		4 ~ 7Hz	浅い眠りのとき、レム睡眠のときに現れる。
δ波		1 ~ 3Hz	深い眠りのときに現れる。

高次脳機能(2)

脳波の種類と意識状態

191

頭を開かずに脳を検査する方法

　肺のレントゲン撮影のように頭部を撮影しても、頭蓋骨が邪魔をして脳は写りません。したがって以前は、脳の様子を知る方法は脳波検査くらいしかなく、あとは頭蓋骨を開けてみるしかありませんでした。しかし1970年代にCT（X線コンピュータ断層撮影）が開発・実用化され、状況が一変します。頭を開くことなく、短時間で脳の中の様子を観察できるようになったのです。現在のCTは、より短時間で（つまり被爆線量は少なく）高精度・高解像度の画像を得ることができ、さらに造影剤を使うことで脳動脈瘤などの血管の異常や脳腫瘍、脳梗塞などの病気を早期に発見できるようになっています。X線を浴びますが、最近のCTは線量が低減されており、短期間に何回も受けるようなことがない限り、被爆による健康被害の心配はありません。

　CTと似た画像が得られる検査にMRI（核磁気共鳴断層撮影）があります。これは磁気と電波を使って体内の水素原子のふるまいを調べることで、体の各部位の様子を映像化する検査です。頭部の断面（水平断面）だけでなく、縦の断面（矢状断面）などの画像も得られるのが特徴です。また、CTでは難しい脳腫瘍や発症したばかりの脳梗塞の発見もMRIの得意分野です。放射線は使わないので被爆の心配はありませんが、強力な磁気を使うため、心臓ペースメーカーや骨の治療用ボルトなど、体内に金属が入っている人はこの検査は受けられません。

　脳の検査にはPET（陽電子放出断層撮影）も利用されています。PETは1970年代に発表されたもので、放射線を出す薬を注射した後、放射線の様子をスキャンして薬剤がどこにどのくらい取り込まれたかを画像化する検査です。ニューロンが活動するときに取り込むブドウ糖に似せた薬を投与すると、脳の各部の活動状況が色分けされて映し出され、活動が極端に低下または亢進している場所が発見できるのです。

第2部

脳の働き

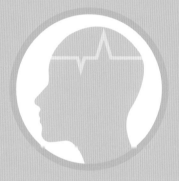

PART4

高次脳機能
（3）感情・情動

情動とは何か

POINT
●情動は原始的な一過性の感情で、身体的変化を伴う。
●まず対象が危険か否かをとっさに判定し、その判定に伴って身体的変化と感情を体験する。

原始的な感情＋身体的な反応

　私たちは自分自身や社会の出来事などに対して、常にさまざまな感情を持ちます。人の感情は実に複雑で、簡単に分類できるものではありません。しかし大きくは、恐怖や驚き、快、不快、喜び、悲しみといった原始的で比較的一過性の感情と、愛、尊敬、憂い、憎しみなど複雑で人間らしい感情とに分けることができます。一般に情動とは、前者を指します。

　情動にはまず、遭遇した対象のものや出来事が危険かどうか、自分にとって不利益があるかないかを直感的に判定するプロセスが作動します。例えば、急に目の前にライオンが現れたら、おそらく大半の人がとっさに「危険」と判定するでしょう。

　次に、その判定の結果を受け、表情が変わったり何らかの動作をしたり、心拍数の増加や動悸、顔の紅潮・蒼白、手の震えなどの身体的変化を経験します。これらの変化は主に自律神経系や内分泌系の働きによるもので、情動表出といいます。例えばライオンに遭遇したら、顔はこわばり、胸がドキドキして全身が震え出すでしょう。

　そして同時に、快、不快、喜びなど前述のような感情がわき上がります。ライオンに遭遇したときに体験する感情は「恐怖」に違いありません。

　このように情動は、感情だけでなく身体的な反応がセットになったもので、動物が危険を回避するために備わっている機能だと考えられます。そして情動を担当しているのは、主に大脳辺縁系の扁桃体です。

情動の種類

情動とは、比較的原始的な感情で、身体的変化を伴うもの。

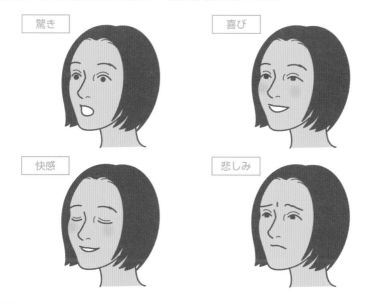

驚き

喜び

快感

悲しみ

情動のしくみ

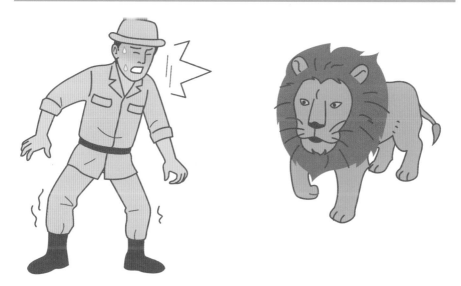

突然恐ろしいものに遭遇すると、恐怖感とともに、顔がこわばり、心臓がドキドキする。
情動は、動物にとって危険なことを回避するために備わっていると考えられる。

高次脳機能(3)

情動とは何か

195

情動は扁桃体で生じる

POINT
- 扁桃体は大脳辺縁系の一部である。
- 大脳などからの情報に基づいて扁桃体が判定する。
- 扁桃体が視床下部などに指令を出して身体的反応を起こす。

情動の中枢である扁桃体は原始的な脳

情動の中枢は大脳辺縁系（P.58参照）の一部である扁桃体です。大脳辺縁系とは、左右の大脳半球の内側にあり、間脳や大脳基底核の外側を取り囲むように位置する嗅球、帯状回、海馬、海馬傍回、乳頭体などを含むエリアのことです。大脳辺縁系は原始的な脳で、情動のほか、食欲や性欲などの本能的行動や、嗅覚や記憶などを担当しています。

扁桃体を壊したサルは情動に異常が起き、正常ならば怖がるはずのヘビを怖がらず、口に持って行ったりするそうです。また食べられるものとそうでないものが区別できなくなったり、同性や種が違う動物と交尾しようとします。

扁桃体が自律神経などを刺激する

扁桃体には、大脳の連合野などからすべての感覚の情報が入ってきます。扁桃体は、その情報をもとに対象が危険かどうか、快か不快かなどを瞬時に判定します。動物実験では、扁桃体の中に好きな果物に反応する細胞や、苦手なヘビなどに強く反応する細胞が見つかっています。また扁桃体は嗅球と直接つながっており、嗅覚が情動と深い関係にあることが分かります。

快・不快などを判定した扁桃体は、視床下部や視床、脳幹網様体などにさまざまな指令を出し、自律神経を刺激して心拍数や血圧を変化させたり、内分泌系を刺激してさまざまなホルモンを分泌させます。また扁桃体と大脳の前頭連合野や海馬とは相互に連絡があり、これらが情動の制御や内容の記憶などをコントロールしています。

試験に出る語句

扁桃体
大脳辺縁系の一部で、情動の中枢。左右の海馬のそばにある。扁桃とはアーモンドのことで、形が似ていることからこの名前がある。

大脳辺縁系
左右の大脳半球の内側にある、嗅球、帯状回、海馬、海馬傍回、乳頭体などを含むエリアのこと。古皮質でできた原始的な脳。情動、食欲などの本能的行動、記憶などを担う。

キーワード

嗅覚と情動
くさいにおいを嗅ぐととっさに顔をしかめて鼻をつまむ。好きな香りを嗅ぐと表情が緩んで心地よい気分を感じる。嗅覚は情動と深くかかわっている。

メモ

扁桃体を壊したサル
側頭葉や扁桃体のエリアを壊したサルが、危険なものを怖がらない、食べものかどうかが分からないなどの行動を示す状態を、研究者の名前からクリューバー・ビューシー症候群という。

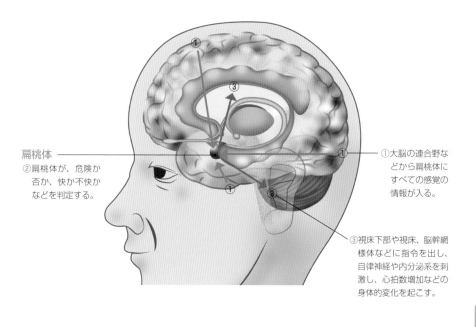

扁桃体 ——

②扁桃体が、危険か
否か、快か不快か
などを判定する。

①大脳の連合野な
どから扁桃体に
すべての感覚の
情報が入る。

③視床下部や視床、脳幹網
様体などに指令を出し、
自律神経や内分泌系を刺
激し、心拍数増加などの
身体的変化を起こす。

情動のしくみ

扁桃体を壊すと、危険なものか否か、食べられるものか否かなどが区別できなくなる。

正常なサル	扁桃体を壊したサル

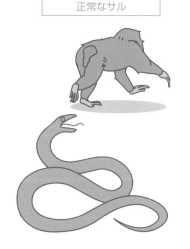

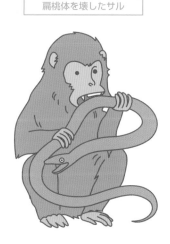

高次脳機能(3)

情動は扁桃体で生じる

報酬系、やる気のメカニズム

POINT
- 行動で欲求が満たされると快感を感じるのは報酬系の作用。
- 腹側被蓋野から側坐核に投射する報酬系は A10 神経ともいう。
- 報酬系が放出するドーパミンが快感や幸福感を起こす。

欲求が満たされると働く報酬系

のどが渇いたときに冷たい水を飲むと、ホッとしていい気分になります。必死で受験勉強をしてきた結果、希望の学校に合格できれば、この上ない喜びを感じます。このように、私たちは何らかの欲求が満たされたとき快感を得ることができます。それは脳にそのしくみを担う報酬系と呼ばれる回路があるからです。

報酬系の回路は、中脳の腹側被蓋野からスタートして、前脳の側坐核や扁桃体などの大脳辺縁系、大脳基底核、視床下部、さらに前頭連合野へと至る回路で、A10 神経とも呼ばれています。この回路をつくっているのは、神経伝達物質に快感や幸福感を生じるドーパミンを使うドーパミン作動性ニューロンです。

快感の報酬は行動を強化する

何らかの行動をした結果、欲求が満たされると、中脳の腹側被蓋野が活性化します。腹側被蓋野は側坐核を刺激してドーパミンを放出させ、快感や幸福感が生じます。ドーパミンの作用で感じた大きな快感は私たちにとって報酬となり、先の行動を強化し「またやろう」「もっとやろう」というやる気を生じさせます。

したがって報酬系は記憶や学習にもかかわります。去年がんばって準備したイベントが大成功した経験は、今年も成功させるぞというやる気を起こさせます。さらに成功をイメージしただけでも報酬系が刺激され、準備中にも快感や幸福感を感じさせるようになります。

試験に出る語句

報酬系
ドーパミン作動性ニューロン群からなる回路の一つ。腹側被蓋野、側坐核、大脳辺縁系、大脳基底核、視床下部、前頭連合野などを含む。

ドーパミン
中枢神経系の神経伝達物質で、カテコールアミンの一つ。快感や幸福感を生じるほか、運動機能の調節やホルモンの調節などにもかかわっている。

キーワード

強化
心理学用語。何らかの行動によって報酬が得られると、その後にその行動が増えること（正の強化）。

メモ

A10 神経
中枢神経系のニューロンは、ノルアドレナリン神経系の A1 ～ 7、ドーパミン神経系の A8 ～ 15、セロトニン神経系の B 系などに分類されている。A10 神経はドーパミン神経系の 10 番目。

報酬系（A10 神経）の回路

報酬系は、神経伝達物質に快感を生じるドーパミンを使うドーパミン作動性ニューロンの集まり。中脳の腹側被蓋野から出て大脳辺縁系や視床下部、前頭連合野などに伸びている。

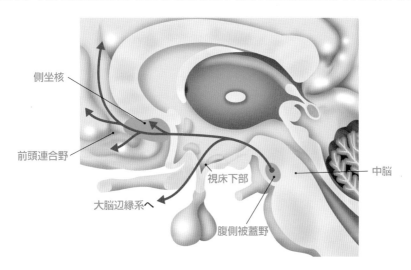

側坐核

前頭連合野

中脳

視床下部

大脳辺縁系へ

腹側被蓋野

快感が行動を強化するしくみ

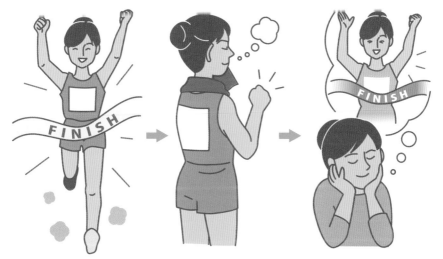

トレーニングをがんばった結果、完走できたとき、中脳の腹側被蓋野が活性化し、放出されるドーパミンによって快感や幸福感を得る。

「またがんばろう」というやる気が生じる。

成功をイメージしただけでも報酬系が刺激され、快感や幸福感を感じることができるようになる。

依存症のメカニズム

POINT
- 報酬系の作用で得た快感が依存症のきっかけになる。
- ギャンブルに勝つ期待感だけで報酬系が活性化する。
- 報酬系を刺激し活性化させる薬物が依存症をもたらす。

報酬系が活性化してやめられない

依存症にはギャンブル依存症やアルコール依存症、薬物依存症などがあります。これらの依存症には報酬系（P.198 参照）が深くかかわっています。

パチンコで大儲けすると、報酬系が活性化して快感を覚えます。その体験が強烈だったり、その後多少でも儲けた体験が繰り返されると、また勝てるという勝手な期待感を持ち、それを連想させる音楽や音を聞いたり、店の広告を見ただけでも報酬系が活性化するようになります。そしてその快感が忘れられず、行動をやめられなくなるのです。

ギャンブルで大儲けした人全員が依存症になるわけではありません。依存症になるかどうかは、リスクを好む性格的な特徴や、生活環境や経済状況など、さまざまな要因がかかわっていると考えられています。

薬物が報酬系を活性化してしまう

薬物による依存症には、報酬系とそれがもたらす快感や幸福感が深くかかわっていると考えられています。

通常、報酬系は抑制性ニューロンによって抑えられていますが、ある薬物は抑制性ニューロンの働きを邪魔して報酬系を開放してしまいます。またある薬物はシナプスでのドーパミンの回収を阻害し、ドーパミンが作用する時間を長引かせます。また別の薬物は、直接側坐核などに作用して報酬系を活性化します。

しかし、依存症を引き起こすすべての物質の作用が明らかになっているわけではありません。

 試験に出る語句

依存症
快情動の体験が繰り返されたことで、それを求めずにはいられなくなった状態。またはそれがないと耐え難い不快症状を生じる状態。

 キーワード

薬物依存症
アルコール、鎮痛薬、麻薬などの物質に対する依存症。依存症を起こす薬物には、タバコ（ニコチン）、大麻、ヘロイン、コカイン、覚せい剤（アンフェタミン）、MDMA、危険ドラッグなどがある。

 メモ

医療用モルヒネ
病気で慢性的にひどい痛みがある場合は医療用モルヒネが使用される。この場合、投与量が常にコントロールされており、また痛みがあるために体内で分泌されている物質が報酬系を抑制するので、依存症になる心配はない。

ギャンブル依存症のメカニズム

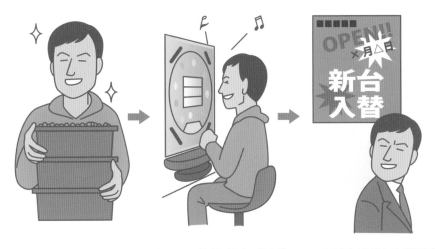

パチンコで大儲けし、報酬系が活性化して快感を覚える。

何度か勝つ体験をすると、「また勝てる」「きっと勝つ」と期待感を持つ。

店の音や広告だけでも報酬系が刺激され、行動がやめられなくなる。

ある種の薬物は報酬系を活性化する

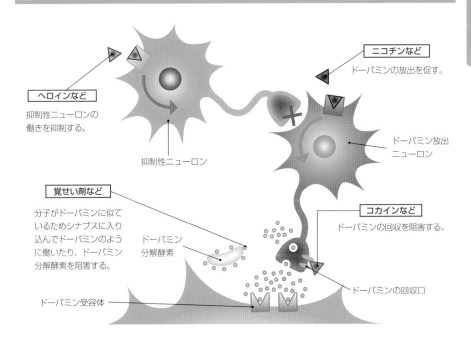

ニコチンなど
ドーパミンの放出を促す。

ヘロインなど
抑制性ニューロンの働きを抑制する。

抑制性ニューロン

ドーパミン放出ニューロン

覚せい剤など
分子がドーパミンに似ているためシナプスに入り込んでドーパミンのように働いたり、ドーパミン分解酵素を阻害する。

ドーパミン分解酵素

コカインなど
ドーパミンの回収を阻害する。

ドーパミンの回収口

ドーパミン受容体

笑うこと・泣くことの生理

POINT
- ●笑いには血糖値上昇の抑制、血圧の降下などの効果がある。
- ●感情が高ぶって泣くのは他者への共感と関係がある。
- ●泣くと副交感神経優位にスイッチすることができる。

笑うことの生理と効能

笑いは人だけにある感情表現といわれ、優しい微笑み、楽しいときの笑い、お腹が痛くなるほどの大爆笑などさまざまな笑いがあります。快の感情を伴う笑いは、扁桃体や報酬系、前頭連合野などの働きが関係しています。また笑いには文化や環境、その人の経験や知識、ストレスの程度などが関係するため、個人差があります。何にでもよく笑う人とそうでない人とでは、遺伝子レベルで違いがあるという研究もあります。

笑いには、運動効果や呼吸筋への刺激のほか、ストレスの軽減、血糖値上昇の抑制、血圧の降下、免疫機能の向上などの効果があると考えられています。また笑いたくなくても無理に笑顔をつくるだけで、脳がだまされて楽しい気持ちになることが分かっています。

泣くと副交感神経が優位になる

涙は、目を潤すため、または目にゴミが入ったなどの刺激によって分泌されます。そしてこれらの涙とは別に、悲しみ、喜びなど感情が高ぶったときに流れる涙があります。このような涙は、他者への共感が伴っており、前頭連合野や脳幹、自律神経の中枢である視床下部などが関係していると考えられています。

ストレスなどで交感神経が優位になっているときは、映画を見るなどして号泣すると気分がすっきりします。それは、泣くことに副交感神経を強く刺激する作用があるからで、その効果は笑いよりもずっと強力です。

試験に出る語句

涙
涙腺から分泌される。通常は常に少量ずつ分泌され、目の表面を潤している。目に刺激を受けたときに分泌が増加するほか、感情に伴って流涙する。

副交感神経
自律神経系のうち、リラックスした状態のときに優位に働く神経。血圧や心拍数を下げ、消化機能や排泄機能を促進する。

キーワード

共感
他者の考え方や感情を共有することや、その感情のこと。共感は、大脳の前頭連合野が担当すると考えられている。

メモ

脳はだまされる
楽しくなくても笑顔をつくると楽しくなる。映画など自分のストレスと直接関係ないもので泣いても、ストレスが軽減する。脳はだますことができるということ。

笑いの効能

笑いには、下記のような効果があると考えられている。

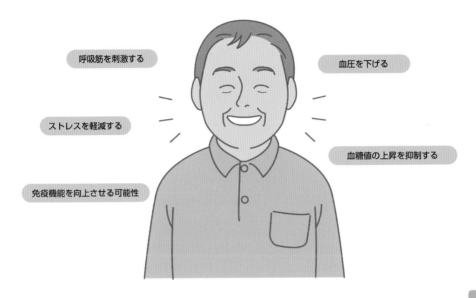

- 呼吸筋を刺激する
- 血圧を下げる
- ストレスを軽減する
- 血糖値の上昇を抑制する
- 免疫機能を向上させる可能性

泣くことの効果

大泣きすると、自律神経系が交感神経から副交感神経に切り替わることが分かっている。

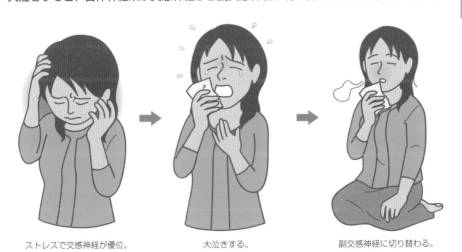

ストレスで交感神経が優位。　　　大泣きする。　　　副交感神経に切り替わる。

ストレスと脳

POINT
●ストレス反応は視床下部の室傍核がコントロールしている。
●室傍核は下垂体経由で副腎からコルチゾールを分泌させる。
●室傍核は交感神経を刺激して心拍数や血圧を上昇させる。

ストレス反応は視床下部の室傍核が起こす

　ストレスとは、自分にとって脅威になる出来事に遭遇し、それによって心身に"歪み"が生じた状態のことです。ストレスの原因となるものがストレッサーで、人にとっては、災害や事故、過酷な仕事、人間関係の問題、新しい環境、苦手な役割などさまざまなものがあります。体が感知したストレッサーの情報が視床下部の室傍核に送られると、ストレッサーに対応するため、室傍核が内分泌系と自律神経系に指令を出します。その結果、血圧上昇などの身体的反応が起こります。この身体的反応をストレス反応といいます。

ストレス反応が起こるしくみ

　不安や心配などを引き起こす心理的なストレスの情報は、扁桃体（P.196参照）や大脳皮質が認識し、その情報が視床下部の室傍核に送られます。一方、身体的な過労やひどい暑さ、外傷などの身体的ストレスは、全身の感覚器から直接、室傍核へと伝わります。

　すると室傍核は、下垂体経由で副腎皮質からコルチゾール（糖質コルチコイド）を分泌させます。コルチゾールは、糖質やたんぱく質などの代謝を調節し、血糖値を上げ、傷などに起きた炎症を抑えます。また室傍核は自律神経の交感神経を刺激し、心拍数や血圧を上げ、気管支を広げます。

　ストレスが慢性的なものになると、ストレス反応が続き、やがて心身ともに疲弊してしまうことになります。

試験に出る語句

室傍核
視床下部の神経核の一つ。心理的または身体的ストレスが伝わると、内分泌系と自律神経系の交感神経に指令を出し、ストレスに備える。

コルチゾール
副腎皮質ホルモンの一つで糖質コルチコイドともいう。ストレスホルモンとも呼ばれ、ストレス時に下垂体経由で分泌が促され、血糖値の調節、抗炎症作用などを担う。

キーワード

下垂体と副腎皮質ホルモン
視床下部から出る副腎皮質刺激ホルモン放出ホルモンは、下垂体に作用して副腎皮質刺激ホルモンを分泌させ、その作用によって副腎から副腎皮質ホルモンのコルチゾールが分泌される。

メモ

ストレスと交感神経
ストレスが交感神経を興奮させると、心拍数や血圧、血糖値の上昇などが起こる一方、消化機能や排泄の機能は抑制される。ストレス時に食欲不振や便秘などが起こるのはこのため。

視床下部の構造と室傍核の位置

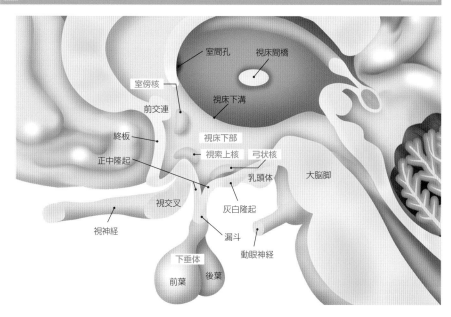

室間孔

視床間橋

室傍核

前交連

視床下溝

終板

視床下部

正中隆起

視索上核

弓状核

乳頭体

大脳脚

視交叉

灰白隆起

視神経

漏斗

動眼神経

下垂体

前葉　　後葉

ストレス反応が起こるしくみ

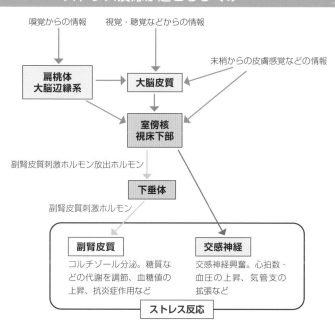

嗅覚からの情報　視覚・聴覚などからの情報

末梢からの皮膚感覚などの情報

**扁桃体
大脳辺縁系**

大脳皮質

**室傍核
視床下部**

副腎皮質刺激ホルモン放出ホルモン

下垂体

副腎皮質刺激ホルモン

副腎皮質

コルチゾール分泌。糖質などの代謝を調節、血糖値の上昇、抗炎症作用など

交感神経

交感神経興奮。心拍数・血圧の上昇、気管支の拡張など

ストレス反応

高次脳機能（3）

ストレスと脳

ミラーニューロンの働き

**高次脳機能
(3) 感情・情動**

POINT
- ●他人の行為を見て自分の行為のように脳が反応する。
- ●人の行為をまねたり、人の感情に共感するときにかかわる。
- ●ものごとを学習するために必要な機能であると推測される。

ミラーニューロンとは何か

　自分がある行為をしているときと、他人がその行為をしているのを見たときとで、同じような活動をするニューロンをミラーニューロンといいます。人の行為を自分のことのように反応する様子が、鏡を見るのに似ていることからこの名前がつきました。

　もともとはサルの実験で偶然に見つかったものだとか。実験者がものを食べているとき、それを見ていたサルの脳に、エサを食べているときと同じような反応が現れたといいます。ミラーニューロンはヒトの運動前野や下頭頂小葉などにあると考えられています。

人の模倣や共感にかかわる可能性

　生まれたばかりの赤ちゃんは、母親が舌を出すのをまねて同じ動作をすることができます。このように人の行為をまねる能力は、人が学習し成長するために必要で、ここにミラーニューロンがかかわっていると推測されています。特に言語の習得にはミラーニューロンが重要な役割を果すのではないかとする意見があります。

　他人の表情を見て同じ気持ちになったり、その人の感情をくみ取って共感するとき、ミラーニューロンが働いている可能性があります。また他人の行為の意図をくみ取ったり、その後の行為を予測するときにもミラーニューロンが働いていると考えられています。

　ミラーニューロンに関する研究は世界中で行なわれており、今後の研究成果が待たれるところです。

試験に出る語句

ミラーニューロン
自分が行為をするときと、他人の行為を見たときとで、同じような活動をするニューロン。前運動野や下頭頂小葉にあると考えられている。

キーワード

運動前野
中心前回にある1次運動野の前方の部分。

下頭頂小葉
頭頂葉の外下方。側頭葉のすぐ上の部分。

メモ

ミラーニューロンの研究
ミラーニューロン発見は1996年。イタリアの大学でサルの研究中に偶然発見された。したがって研究はまだ始まったばかりといえる。

206

ミラーニューロン発見のきっかけ

食べているときと、食べているのを見ているときの両方で同じ部位が活動していた。鏡像のように働くことからミラーニューロンと名付けられた。

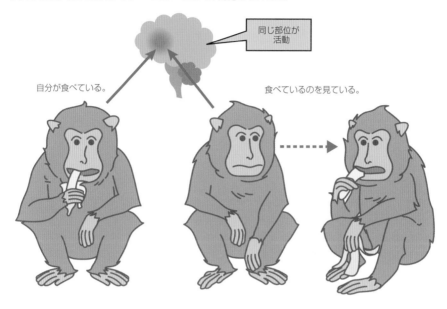

同じ部位が活動

自分が食べている。

食べているのを見ている。

ミラーニューロンの働き

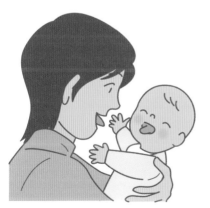

乳児が人の行為をまねできるのはミラーニューロンの働き？

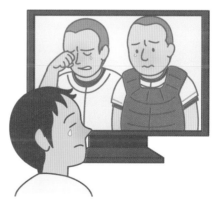

他者との共感にミラーニューロンがかかわっている？

高次脳機能(3)

ミラーニューロンの働き

207

うつ病は誰にでも起こり得る現代病

　近年、うつ病の人が増えています。ストレスが多い現代社会が要因だと考えられています。うつ病は「心の風邪」といわれることがあります。誰でもかかる可能性がある身近な病気であることや、放っておくとこじれて悪化するといった特徴からきた呼び名です。そのおかげでうつ病に対する理解が広がり、比較的気軽に受診する人が増えたといわれています。しかし一方で、「うつ病は風邪と同じで放っておけば治るんだろう」とか「うつ病の症状など大したことはないのでは」という誤解も生じてしまいました。

　うつ病は、さまざまなストレスが重なるなどした結果、脳の機能が低下して起こる気分障害です。うつ病では、気分が落ち込む、憂うつな気分になる、物事に興味や意欲が分かない、何をしても楽しくない、集中力がない、不眠、眠気、イライラ、自責の念にかられる、悲観的な考えばかりが浮かぶ、自分など価値がない人間だと感じる、死にたくなるといった症状が現れます。嫌なことがあって落ち込むのは誰にでもあることですが、多くは時間が経過したり、よい気晴らしができたりすれば元通りになるものです。しかしうつ病の場合は、憂うつな気分が一日中、また毎日続くようになってしまいます。

　うつ病は脳のモノアミン（セロトニン、ドーパミン、ノルアドレナリン）と呼ばれる神経伝達物質が不足するために起こるとする「モノアミン説」があります。また几帳面で熱心、完璧主義、頼まれると断れない性格など、うつ病になりやすい気質や性格傾向があることも知られています。うつ病患者は家族にもうつ病の人がいることから遺伝的要因が指摘され、遺伝子の研究も進んでいます。しかし現在のところ、うつ病の原因や発症のメカニズムは解明されておらず、いくつかの要因やストレス、環境などが複雑にかかわって発症すると考えられています。

第2部

脳の働き

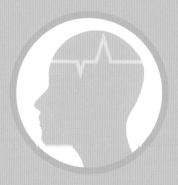

PART4

高次脳機能
（4）記憶

高次脳機能 (4) 記憶

記憶とは何か

POINT
- 記憶を内容で分けると陳述記憶と非陳述記憶に分けられる。
- 陳述記憶にはエピソード記憶と意味記憶がある。
- 短時間で忘れるのが短期記憶、忘れないのが長期記憶。

陳述記憶と非陳述記憶

　記憶とは、物事を覚えて保持し、必要なときに取り出す（想起する）機能です。記憶を内容で分類すると、陳述記憶（陳述的記憶）と非陳述記憶（非陳述的記憶）に分けることができます。

　陳述記憶とは、言葉やイメージなどで表現できる記憶のことで、エピソード記憶と意味記憶に分けられます。エピソード記憶は出来事記憶ともいい、自分自身の出来事や体験のことです。子供のときの夏休みの思い出はエピソード記憶です。意味記憶とは、固有名詞や言葉の意味などの一般知識のことです。必死で覚えた英単語や歴史上の人物などは意味記憶です。

　非陳述記憶とは、自転車に乗ることやパソコンのキーボードでの入力など、体で覚えている行動や技能のことで、手続き記憶ともいいます。

短期記憶と長期記憶

　記憶が保持される時間でとらえると、短期記憶と長期記憶に分けることができます。短期記憶とは、比較的短時間で忘れてしまうものです。電話番号を聞いたとき、メモに書くまでの時間は覚えていますが、その後、忘れてしまいます。それに対して長時間忘れずに覚えている記憶を長期記憶といいます。何度も電話すると電話番号を覚えてしまうように、短期記憶も反復することで長期記憶になります。また前述の陳述記憶や非陳述記憶はいずれも長期記憶ということができます。

試験に出る語句

陳述記憶
話したり文章に書いたりする（陳述する）ことができる記憶のこと。エピソード記憶と意味記憶がある。

非陳述記憶
体で覚えたもの。自転車に乗ることなど。手続き記憶ともいう。レモンを見ると唾液が出るといった条件づけ（古典的条件づけ）なども含まれる。

キーワード

一瞬の短期記憶
目に見えたものの大半は、注意を向けないでいると一瞬で忘れてしまう。このような記憶を感覚記憶という。

メモ

短期記憶の時間
短時間で忘れてしまうのが短期記憶だが、その長さについては30秒程度、数分程度、数時間などさまざまな説がある。

記憶の内容による分類

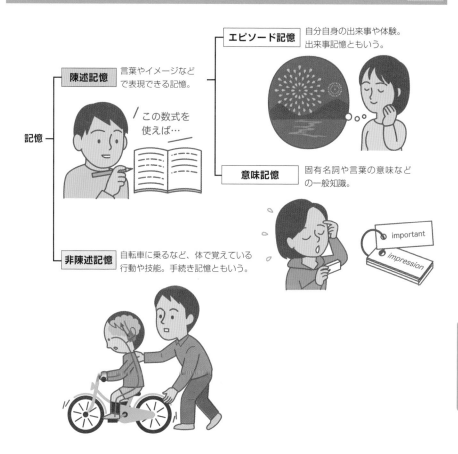

エピソード記憶 — 自分自身の出来事や体験。出来事記憶ともいう。

陳述記憶 — 言葉やイメージなどで表現できる記憶。

この数式を使えば…

意味記憶 — 固有名詞や言葉の意味などの一般知識。

記憶

非陳述記憶 — 自転車に乗るなど、体で覚えている行動や技能。手続き記憶ともいう。

important
impression

高次脳機能(4)

記憶とは何か

記憶の時間的分類

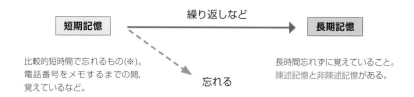

短期記憶 ———— 繰り返しなど ————→ 長期記憶

忘れる

比較的短時間で忘れるもの(※)。電話番号をメモするまでの間、覚えているなど。

長時間忘れずに覚えていること。陳述記憶と非陳述記憶がある。

(※) 一瞬見えただけで、注意を向けずにその場で忘れてしまうものは、特に感覚記憶と呼ばれる。

短期記憶とワーキングメモリー

POINT
- 数秒から数分程度で忘れる記憶を短期記憶という。
- 脳に入ったさまざまな情報は海馬で選別されている。
- ワーキングメモリーは必要な情報を取り出しておく作業机。

短期記憶は海馬で処理される

　人混みを歩いているとき、すれ違う人の顔やファッションを見たり、会話の声や香水の香りなどを感じても、そのほとんどは一瞬で忘れてしまいます。このような記憶は感覚記憶（感覚性記憶）といいます。

　それに対して、聞いた電話番号をメモするまでの間覚えているような記憶は短期記憶といいます。短期記憶はそのままだと数秒から数分程度で忘れてしまいますが、繰り返し同じ番号に電話をかけたり、語呂合わせをして覚えようと努力すれば、長期記憶として固定します。

　記憶の鍵を握るのは大脳辺縁系の海馬だといわれています。視覚や聴覚などから入った情報が大脳皮質経由で海馬へ送られ、そこで不要なものとして消去するか、重要なものとして長期記憶にするかを決めているのです。

頭の中の作業机、ワーキングメモリー

　レポートをまとめるとき、机にパソコンと授業ノート、専門書などを出して作業しますが、私たちの脳にもそのような作業机があるといわれます。それがワーキングメモリー（作業記憶）です。ワーキングメモリーの中枢は前頭連合野で、海馬を含む大脳辺縁系や長期記憶が格納されている大脳皮質などと連絡を取り、必要な情報を集めて机に広げて、物事を考え、判断していると考えられています。しかしワーキングメモリーの容量には限りがあります。それは成人の場合、7 ± 2個のことを30秒覚えておく程度の容量だといわれています。

試験に出る語句

短期記憶
数秒から数分程度覚えていること。数時間とする説もある。海馬がかかわっているとされる。

ワーキングメモリー
ものを考えたり判断するとき、必要な情報をあちこちから出してきて置く作業机。作業が終わり、必要がなければ消され、作業した結果が重要であれば記憶する。

キーワード

海馬
大脳辺縁系に属する。大脳の内側、やや下方に位置する。そばに情動の中枢である扁桃体や、嗅覚を担う嗅球がある。

メモ

海馬の名前の由来
海馬とは、海神ポセイドンが乗る架空の生き物のことで、脳の海馬はこの動物のしっぽに似ていることからこの名前がつけられたとされる。断面がタツノオトシゴ（海馬）に似ているからとの説もある。

記憶と海馬の働き

海馬は、視覚や聴覚からの情報を受け、大事なものとして記憶するか、短期記憶のまま消去するかを決めていると考えられている。

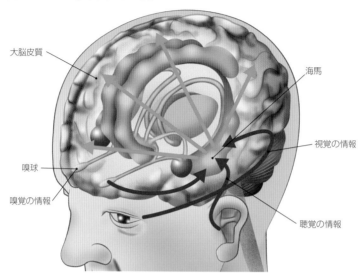

ワーキングメモリーとは

ワーキングメモリーは、物事を考えたり判断する際に、海馬や大脳皮質などと連絡を取り、そのときに必要な情報を引き出してきて広げておく作業机。

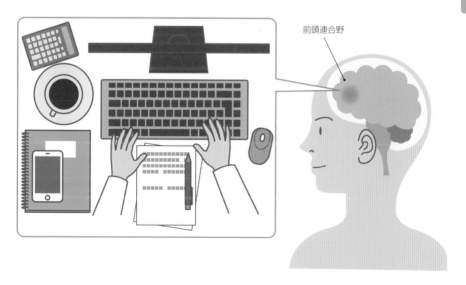

長期記憶に定着するしくみ

POINT
- 反復したり過去の記憶と結びつくと長期記憶になりやすい。
- 強い感情を伴うと長期記憶になりやすい。
- シナプスに変化が起こり、記憶が固定される。

強い感情と結びついた記憶は忘れない

短期記憶がどのように長期記憶に固定するのか、そのしくみはまだ解明されていません。しかし、①何度も繰り返す、②すでにある長期記憶と結びつく、③強い感情を伴う、といったことがあると長期記憶になりやすいことが知られています。英単語を何度も書いて覚える、必須アミノ酸を語呂合わせで覚えるといった方法もその一例です。

恐ろしい出来事に遭遇すると、扁桃体で強い恐怖感が生まれ、「怖い」という感情を引き起こします。このとき扁桃体は、海馬などでの記憶の働きを強化します。強い感情を伴う体験をよく覚えているのは、このしくみがあるからです。

シナプスが変化して長期記憶が固定する

情報は電気的信号となってニューロンの回路を伝わっていきます。情報の入力が反復されたりすると、回路を構成するニューロン同士のシナプスに変化が起き、その状態が維持されると、情報が長期記憶として固定されると考えられています。このようにシナプスに変化が起き、その状態が保たれる性質をシナプスの可塑性（かそせい）といいます。

シナプスでは、神経伝達物質の増加、信号を受け取る側の受容体の感受性の向上などが起き、信号伝達の効率がよくなります。このような変化を長期増強（LTP）といいます。さらに情報が繰り返し入力されると、新たなシナプスが形成されたり、シナプスの構造自体に変化が起き、より強固な記憶になると考えられています。

 試験に出る語句

長期記憶
長く忘れない記憶。陳述記憶と非陳述記憶に分けられる。ただし、一度覚えたことも時間が経つと忘れることもある。

長期増強
Long-term potentiation の頭文字を取って LTP と表記する。刺激が繰り返されるなどしてシナプスでの伝達効率が高まり、その状態が続くこと。

 キーワード

可塑性
形のあるものに力を加えると変形し、力を取り去ってもその形が維持されること。塑性ともいう。

 メモ

強い感情と記憶
動物にとって、恐怖など強い感情を引き起こすような出来事は確実に記憶しておく必要がある。そのため強い感情が長期記憶の固定を促すしくみがあると考えられる。

シナプスに変化が起こり記憶が定着するしくみ

通常のシナプス

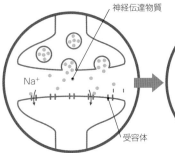

神経伝達物質
Na^+
受容体

神経伝達物質が受容体に
つくと、Na^+ が流入して
ニューロンが興奮する。

情報が繰り返し入力された場合

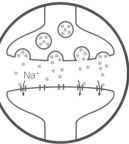

Na^+

神経伝達物質が増える。
後シナプスにスパイン
（棘）ができ、伝達効率
が上がる。

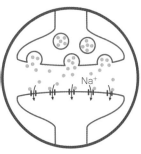

Na^+

受容体の感受性が高まり、
信号の伝達効率が上がる。

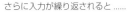

さらに入力が繰り返されると ……

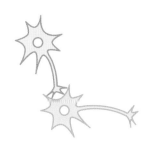

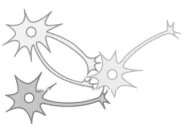

ほかのニューロンとシナ
プスをつくったり、シナ
プスが増えたりする。

意味記憶・エピソード記憶と長期記憶

　記憶には陳述記憶と非陳述記憶があり、陳述記憶には意味記憶とエピソード記憶があ
ります（P.210 参照）。そのうち意味記憶とエピソード記憶とでは、エピソード記憶の
方が長期記憶になりやすいと考えられます。それは「体験」には場所や登場人物、見た
ことや聞いたことなどたくさんの情報が盛り込まれているうえ、何らかの感情を伴うか
らです。丸暗記が必要なことはエピソード記憶に変換すれば覚えやすいということです。
友達とクイズを出し合ったり、単純な単語だけの情報に奇抜なストーリーをつけるなど
して、楽しみながら覚えるのもよいかもしれません。

高次脳機能（4）

長期記憶に定着するしくみ

記憶を引き出すしくみ

**高次脳機能
(4) 記憶**

POINT
- ●大脳皮質に保存された記憶の回路を再生すると思い出す。
- ●海馬が手がかりを使って記憶の回路を探し出す。
- ●海馬は後で見つけやすいように整理して記憶している。

記憶の想起にも海馬が働く

　長期記憶を保存しているのは大脳皮質です。海馬が損傷すると新しいことを覚えるのが難しくなりますが、大脳皮質に損傷がなければ、言葉や日常生活のさまざまな動作、子供のときの思い出などは忘れません。

　大脳皮質にしまってある長期記憶を引き出すことを想起といいます。想起がどのように行なわれるのか、そのしくみはまだ解明されていませんが、ここでも海馬が重要な働きをしていると考えられています。

海馬が記憶の回路を再生する

　何かを思い出そうとするとき、そこには最初の手がかりがあります。久しぶりに会った人の名前を思い出そうとするときは、その人の顔やファッションの特徴などが手がかりです。海馬はその手がかりをもとに、その情報を記憶しているニューロンの回路を探し出し、それを再生すると記憶がよみがえるとされています。

　海馬は、ひとかたまりの情報をそのままで大脳皮質に保存しているわけではないようです。後で想起するときに目的とする記憶の回路が見つけやすいように、情報の中身を項目ごとに整理して階層化したり、関連する知識と結びつけたり、重要なところにフラグを立てておくなどの工夫をしているのです。

　ある感情やにおいが記憶を想起させることがあります。それは、感情を担当する扁桃体や嗅覚を担当する嗅球が、海馬と同じ大脳辺縁系の一部だからです。

試験に出る語句

想起
長期記憶として保存されていることを思い出すこと。記憶する際に構築されたニューロンの回路を再生すると思い出すと考えられている。

キーワード

扁桃体
情動の中枢で海馬のそばにある。視覚や聴覚などの情報の入力を受け、それが危険か否か、快か不快かなどを判定する。

メモ

海馬のニューロンは増える?
従来、生後はニューロンが増えることはないと考えられていたが、少なくとも動物では海馬のニューロンが増えることが確認されている。

記憶の回路が再生されると記憶が想起されると考えられる。

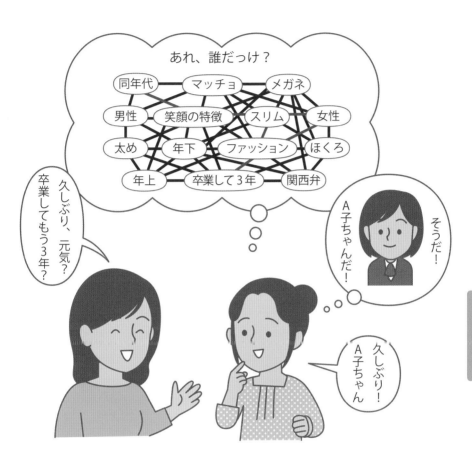

Athletics Column

記憶力を高めたいなら有酸素運動をしよう

　ウオーキングやジョギングなどの運動を行なった結果、海馬で新しい細胞ができるのが促進されたり、海馬が大きくなったという研究報告があります。また運動をすることで脳内の神経伝達物質であるノルアドレナリンの分泌が増え、これが集中力ややる気、記憶の機能を高めるといわれています。「何分間どんな運動をすると学力がどうなるか」ははっきりしていませんが、少なくとも机に向かってじっと勉強を続けているより、休憩を取って軽く運動をした方が成果は上がるのかもしれません。

高次脳機能 (4) 記憶 — 記憶力向上の方法

POINT
- 反復して覚えた後、復習するとより確実に記憶できる。
- そのまま記憶するより何かに関連づけて記憶するとよい。
- しっかり睡眠を取った方が記憶力は向上する。

繰り返して、さらに復習する

何かを覚えるとき、どのようにすれば、効果的かつ想起しやすいように長期記憶に保存できるのでしょうか。

ここまで見てきたように、繰り返すことで短期記憶を長期記憶にすることができます。何度も紙に書く、声に出して読む、動作を練習するといった反復が必要です。ただしこのようにして記憶したことは、その後、何もしないでいると薄れやすいようです。そこで重要なのは復習です。復習すると、反復によって増えたシナプスの受容体が消えずに維持されたり、新しくスパイン（樹状突起上のとげ）がつくられシナプスが増えます。試験直前に覚えたことを数日後には思い出せなくなるのは、復習をしなかったからかもしれません。

知っていることと結びつけて記憶する

ランダムなものをそのまま覚えるより、すでに知っていること（長期記憶）と結びつけたり、何かのストーリーにすると効率がよくなります。例えば 12 対の脳神経は、一つ一つ覚えるより語呂合わせで覚えている人が多いでしょう。また同じ 12 個の干支と結びつけ、「ネズミがチーズのにおいを嗅いで（第Ⅰ脳神経：嗅神経）いるところを、牛がじっと見て（第Ⅱ視神経）いる」などというストーリーをつくって覚える方法もあります。

また睡眠も大切（P.222参照）です。睡眠中、海馬は情報を記憶すべきか否か整理していると考えられています。徹夜するより睡眠を取った方が学習効果は上がります。

試験に出る語句

（シナプスの）受容体
シナプスで信号を受け取る側のニューロンの膜にある。信号を伝える元のニューロンから放出された情報伝達物質が受容体につくと、受け取る側のニューロンにインパルスが生じる。

キーワード

反復と復習
反復とは同じことを繰り返すこと。復習は時間を置いてもう一度勉強したり、反復を行なうこと。

メモ

脳神経の語呂合わせ
「嗅いで（嗅）見る（視）、動く（動眼）車（滑車）の三（三叉）つの外（外転）、顔（顔面）聴く（聴）のど（舌咽）の迷（迷走）う副（副）舌（舌下）」などいろいろな語呂合わせがある。

繰り返しと復習

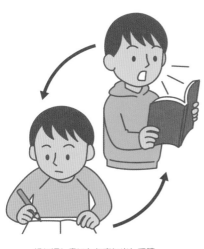

繰り返し書いたり声に出して読むことで記憶することができる。

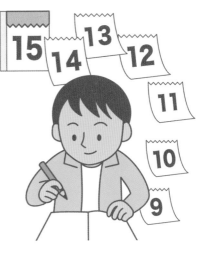

後で復習すると長期記憶になりやすい。

すでにある知識と結びつけて覚える

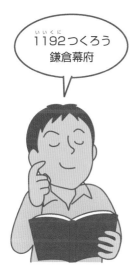

いいくに
1192つくろう
鎌倉幕府

語呂合わせにしたり、ストーリーにすると覚えやすい。

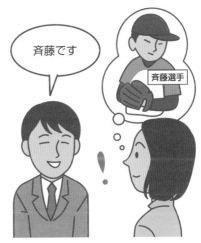

斉藤です

斉藤選手

すでに持っている記憶と結びつくとすぐに覚えられる。

忘れるということ

高次脳機能
(4)記憶

POINT
- ●ニューロンの死滅やシナプスの変化が起きている可能性。
- ●「忘れた」は「思い出せない」である可能性がある。
- ●心的外傷後ストレス障害ではつらい記憶を忘れることがある。

なぜ忘れるのか、何が起きているのか

　一度長期記憶として固定したはずの記憶を忘れてしまうことがあります。それは、限りある脳の記憶容量を上手に利用するため、必要がない情報を消去するからだともいわれていますが、真相は分かっていません。

　「忘れた」と思ったとき、脳では何が起きているのでしょうか。もしかしたら、記憶が書き込まれていたニューロンが壊れてしまったのかもしれません。例えば認知症などでは、たくさんのニューロンが壊れ、脳が萎縮して記憶障害が起こります。また、シナプスで神経伝達物質の刺激を受け取る受容体に変化が起こることで記憶が失われるとも考えられており、研究が進められています。

　しかし「忘れた」と思っても、実は記憶のデータは残っており、記憶の回路や目印が見つからなくて思い出せないだけかもしれません。事実、何かのきっかけで過去の事柄を思い出すこともあるものです。

つらい記憶を忘れる心の働き

　災害や戦争、虐待の被害など、あまりにもつらい体験をしたことで、心身に重い苦痛をかかえる状態を心的外傷後ストレス障害（PTSD）といいます。PTSDでは、そのつらい体験の一部や全部を「忘れる」場合があるといいます。自分を守るため、体験を思い出すことやそれに関連するものを、意識的または無意識的に避けるのです。しかしそれで心が軽くなることはなく、感情が麻痺したようになったり、物事に関心が持てなくなったりします。

 試験に出る語句

忘れる
忘却ともいう。似た用語に健忘があるが、健忘は疾患の症候や病態を指す場合に使われる。例：「逆行性健忘」など。

 キーワード

認知症
いろいろな原因で脳の細胞が死んでしまったり、働きが悪くなったためにさまざまな障害が起こり、生活するうえで支障が出ている状態（およそ6カ月以上継続）。「認知症の医療と生活の質を高める緊急プロジェクト報告書」（厚生労働省）より

心的外傷後ストレス障害（PTSD）
著しくつらい体験（大災害、事故、犯罪や虐待の被害、戦争、テロなど）によって精神的に強い衝撃を受け、精神的不安定、関係する事柄を回避する傾向、フラッシュバックなどの症状が生じている状態。

 メモ

脳の記憶容量
脳に記憶できる容量については、さまざまな人が試算しているが、テラバイト（TB）のレベルだろうとする意見が大半である。実際のところは不明。

脳が萎縮すると記憶障害が起きる

認知症などでニューロンが失われ、大脳皮質が萎縮すると記憶が失われることがある。

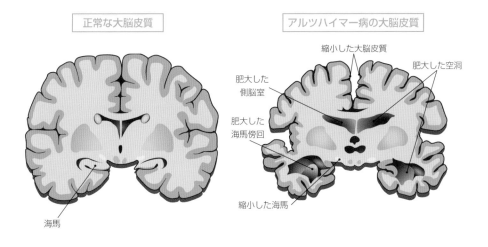

正常な大脳皮質

アルツハイマー病の大脳皮質

縮小した大脳皮質

肥大した空洞

肥大した
側脳室

肥大した
海馬傍回

縮小した海馬

海馬

心的外傷後ストレス障害（PTSD）

PTSDではつらい体験の一部や全部を忘れることがある。例えば、事故で重傷を追った患者が、回復後に事故を覚えていないなど。

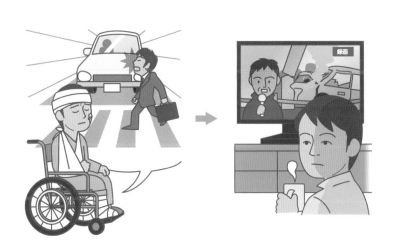

録画

睡眠や夢と記憶の関係

高次脳機能
(4) 記憶

POINT

●睡眠は記憶の固定や向上のために必要である。
●夢には記憶の整理や再構築の働きがあると考えられる。
●ノンレム睡眠が陳述記憶を向上させる可能性が示唆される。

レム睡眠と夢が記憶を整理する？

あることを記憶させ、睡眠の前後にテストをしたところ、睡眠後の方が成績が良くなったという報告があります。睡眠は記憶を整理し固定するために欠かせないと考えられています。睡眠には、急速眼球運動（Rapid Eye Movement）が見られる浅い睡眠のレム睡眠と、急速眼球運動が見られない深い睡眠のノンレム睡眠があります（P.148 参照）。記憶に対しては、レム睡眠とノンレム睡眠でそれぞれ違う働きがあることが示唆されています。

夢は主にレム睡眠のときに見るといわれています。夢は多くの場合、登場人物や場面、時間軸などがでたらめで、ストーリーも荒唐無稽です。それは、レム睡眠中は理性や論理を担当する前頭連合野が抑制されているからです。一方で海馬など大脳辺縁系などは活動していて、最近の出来事や過去の記憶を再構築し、必要な記憶とそうでないものを整理しているのではないかといわれています。

またレム睡眠のときは、特に手続き記憶が向上する可能性があるという指摘があります。

ノンレム睡眠で陳述記憶が向上する？

ノンレム睡眠のうち、より深い眠りの段階3と4を徐波睡眠といいます。単語を記憶させ、徐波睡眠だけをとらせた群と睡眠をとらなかった群とで再テストをしたところ、徐波睡眠をとった群の成績が向上したそうです。これは、徐波睡眠が陳述記憶（エピソード記憶と意味記憶）の固定にかかわる可能性を示唆しています。

試験に出る語句

夢
睡眠中に見るもので、主にレム睡眠のときに見ていると考えられている。

キーワード

陳述記憶（P.210参照）
書いたり話したりできる記憶。過去の出来事などのエピソード記憶と、単語の意味などの意味記憶がある。

手続き記憶
自転車の乗り方など、体で覚える記憶。

メモ

夢は誰でも見ている
夢を見ないという人がいるが、それは覚えていないだけで、誰もが夢を見ているとされる。レム睡眠は睡眠中に何度か現れるが、起きたときに覚えている夢は最後のレム睡眠のときに見たものだといわれる。

睡眠と記憶

睡眠と記憶睡眠は、記憶の整理や固定に欠かせないと考えられている。

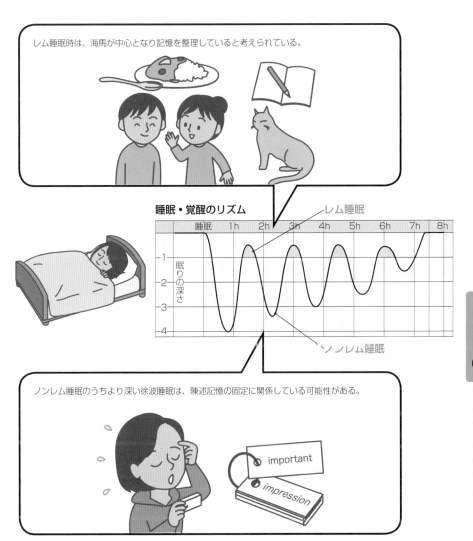

レム睡眠時は、海馬が中心となり記憶を整理していると考えられている。

睡眠・覚醒のリズム

ノンレム睡眠のうちより深い徐波睡眠は、陳述記憶の固定に関係している可能性がある。

important

impression

高次脳機能(4)

睡眠や夢と記憶の関係

223

脳の働きを活性化するもの

**高次脳機能
(4) 記憶**

POINT
- ●慣れないことをすると新しい神経回路ができる。
- ●創造性が必要な芸術や料理などは脳を活性化する。
- ●適度な運動は脳血流を増加させ、脳の働きを向上させる。

慣れないことは脳を刺激する

脳の働きを活性化するには、脳を刺激する必要があります。刺激とは、例えば新しい体験や学習です。毎日繰り返す生活習慣など手続き記憶として固定されている動作や、ただ眺めるだけのテレビは刺激になりません。

右利きの人は左手で字を書いたり箸を持ったりしてみましょう。いつも通る道を避けて違う道を使う、行ったことのない町を歩く、いつもと違うジャンルの本を読む、学生時代苦手だった学科の勉強に挑戦するなど、今までとは違うことをして脳に新しい回路をつくりましょう。

絵画や彫刻、俳句、洋裁や手芸、料理などは高い創造性が必要で、海馬から前頭連合野まで広く脳を刺激します。手先を使えばさらに運動野も刺激します。大切なのは、マニュアル通りでなく自分らしく自由な発想で楽しむことです。例えば、冷蔵庫の中にあるあり合わせでレシピにない料理をするとき、脳はとても活発に働きます。

適度な運動とものを噛むこと

ウオーキングなどの軽い運動をすると、全身の血流が活発になり、運動後に脳血流量が増加します。ストレスを解消し、自律神経を副交感神経に切り替え、集中力を向上させます。また運動がニューロンの成長因子を増やすという研究もあります。

ガムなどを噛む動作は脳を活性化し、集中力を増す効果があります。このとき噛む動作をするだけでなく、実際にものを噛むことが大切だといわれています。

試験に出る語句

手続き記憶(P.210参照)
非陳述記憶のことで、自転車に乗るなど体で覚えている記憶のこと。

前頭連合野
前頭葉の運動野以外の部分。思考、判断、創造性、人格など最も人間らしい部分を担当する。

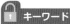
キーワード

料理
料理は、献立の立案、買い物や調理などの手順の計画、いくつもの調理道具を使う調理、味覚や嗅覚、味覚などの動員、さらに食べることの楽しみなど、前頭連合野や感覚野、運動野を広く刺激する仕事である。

メモ

脳を活性化する香り
レモンやローズマリーなどの香りには脳を活性化する効果があることが分かっている。これらを認知症の悪化防止に利用しようという取り組みがある。

脳の働きを活性化するもの

適度な運動や創造性を要する活動、慣れないことへの挑戦などは、脳の機能の活性化や新しい神経回路の構築に役立つ可能性がある。

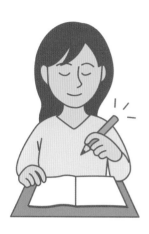

右利きの人が左手でペンを使う。

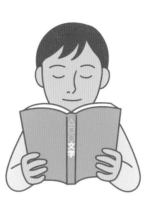

専門外の本を読む。

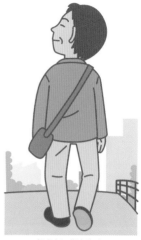

知らない街を歩く。

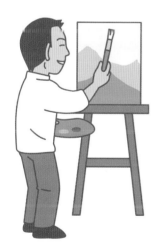

絵を描く。

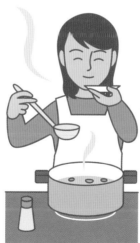

料理をする。

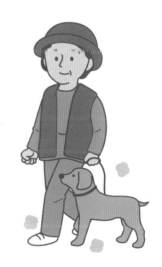

適度な運動をする。

Special Column

運動をして認知症を防ごう

　認知症は「生後いったん正常に発達した種々の精神機能が慢性的に減退・消失することで、日常生活・社会生活を営めない状態」と定義されています。日本では認知症の約60％がアルツハイマー型認知症、約20％が脳血管性認知症といわれ、ほかにレビー小体型認知症、前頭側頭型認知症などがあります。

　認知症の症状は、物忘れ、段取りよく用事ができない、物事を的確に判断できない、抑うつや不安、睡眠障害、徘徊、幻覚などさまざまです。その中の症状で多く現れるのは記憶障害です。

　アルツハイマー型認知症では、初期の段階から新しい記憶を処理する海馬が萎縮し始めるため、最近の出来事を覚えていられなくなります。さっき食事をしたのに「食べていない」と訴えたりするのはそのためです。その一方で、昔やっていた仕事の話や自分の子供の小さいころの思い出など、昔の出来事は比較的よく覚えています。

　脳血管性認知症は、脳の動脈硬化が進み、血流が悪くなったエリアのニューロンが壊れることで発症します。そのため壊れたニューロンに格納されていた記憶だけが失われ、ほかの記憶や認知機能には問題がないという「まだら認知症」になる傾向があります。

　認知症の前段階を軽度認知障害（Mild Cognitive Impairment：MCI）といいます。MCIは、物忘れがひどいという自覚があったり、言葉が出にくい、計画的に家事ができないなどの軽い認知障害がある状態で、これを放置すると4年後には半数の人が認知症を発症するといわれています。しかしこの段階で適切に対処すれば、認知症になるのを防ぎ、認知機能を改善させることができる可能性があります。特に運動は大切です。さまざまな研究により、日ごろから適度な運動をする習慣がある人は認知症になる危険率が低いことが分かっています。

第2部

脳の働き

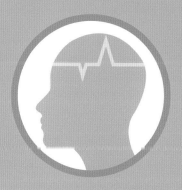

PART5

脳の一生

脳の一生

脳の発達

POINT
- 外胚葉由来の中枢神経系は胎生期に神経管から形成される。
- 受精後 20 週ごろには中枢神経系の基本構造ができる。
- 生後脳が大きく重くなるのはシナプスなどが増えるため。

出生前に脳の基本構造はできあがっている

中枢神経系は外胚葉由来で、胎生 18 日ごろに形成が始まる神経管からつくられます。ニューロンの産生や脳の各部の形成、神経線維の髄鞘化やニューロン同士のネットワークの構築などが急速に進み、受精後 20 週のころには中枢神経系の基本構造がほぼ完成するといわれています。

シナプスが増加して重量が増える

出生時の脳は 400g 程度ですが、生後 1 年で 2 倍の 800g ほどになります。成長するにつれて脳が大きく重くなるのはニューロンが増えるからではありません。ニューロン同士のシナプスが増え、神経線維の髄鞘化が進み、さらにニューロンを支えるグリア細胞が増えるからです。赤ちゃんは、全身の感覚器からさまざまな刺激を受け、周囲の出来事に反応し、経験を積んでいきます。そして脳の中では、ニューロンが次々に新しい軸索と樹状突起を伸ばし、たくさんのニューロンとシナプスを形成して、新しい神経回路を急ピッチで構築しているのです。

生後 2 歳ごろまでは、何かの刺激を受けるととにかくたくさんのシナプスを形成してしまうようです。そして経験を重ねる間に無駄な回路や軸索が削除され、スムーズに信号が流れる回路だけが残されます。2 歳前後の子どもが走る動作はぎこちなく、無駄な動きも多く見えますが、4 ～ 5 歳になるとスムーズに走れるようになるのはそのためだと考えられています。

試験に出る語句

脳の重量
脳の重さは、出生時が約 400g、生後 1 年で約 800g、4 ～ 5 歳で 1000g 程度になる。成人の脳は 1200 ～ 1400g。脳の重さと知能は必ずしも比例しない。

キーワード

ニューロンの数
ヒトの大脳には 140 億個のニューロンがあるといわれ、出生時にはその数がそろっている。従来、生後ニューロンが増えることはないと考えられていたが、海馬のニューロンは増える可能性が示唆されている。

メモ

受精後○週
受精後の週数は満で数える。初日（1 日目）は 0 日で、7 日目までを 0 週と数える。「○週目」ではない。

胎生期の神経系の形成

中枢神経系は、胎生期のごく初期から形成が始まり、20週ごろには基本構造がほぼ完成する。

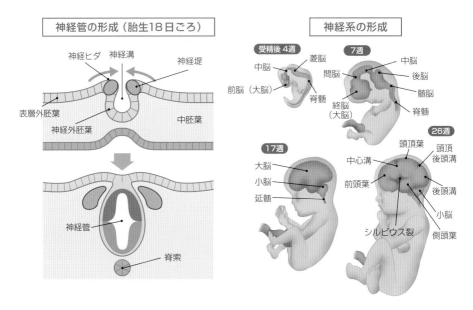

神経管の形成（胎生18日ごろ）

神経ヒダ　神経溝
神経堤
表層外胚葉
神経外胚葉
中胚葉
神経管
脊索

神経系の形成

受精後4週
中脳
前脳（大脳）
菱脳
脊髄

7週
中脳
間脳
後脳
髄脳
終脳（大脳）
脊髄

17週
大脳
小脳
延髄

26週
頭頂葉
中心溝
前頭葉
頭頂後頭溝
後頭溝
小脳
シルビウス裂
側頭葉

出生後のニューロンネットワークの発達

出生後はニューロンが次々に新しい軸索と樹状突起を伸ばし、ほかのニューロンとシナプスを形成し、新しい神経回路を構築していく。

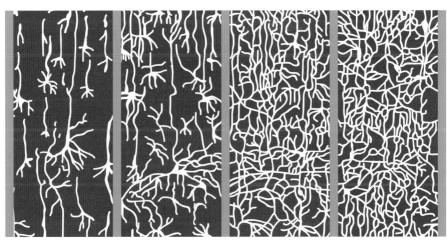

出生時　　　　　　生後3カ月　　　　　　生後15カ月　　　　　　生後2年

脳の一生

脳の発達

229

脳の老化

脳の一生

POINT
- ●中年以降、ニューロンはどんどん死滅する。
- ●高齢になっても新しい神経回路は構築される。
- ●脳血管疾患などの生活習慣病は脳の老化を加速する。

ニューロンが減っても心配無用

脳のニューロンは 20 歳を過ぎると確実に死滅していくといわれています。近年、ニューロンが再生する可能性が示唆されていますが、少なくとも肝細胞のような旺盛な再生能力はなく、死んだ数だけニューロンが増えるということはないと考えるのが妥当です。

ただいずれにしても、脳の機能は神経回路の数や質で決まるのであって、ニューロンの絶対数で決まるわけではないので、悲観することはありません。脳が損傷するような病気がない限り、高齢になってもさまざまな刺激によって新しいシナプスと神経回路が形成され、知的能力が向上することが分かっています。むしろ年齢とともに経験を積むことで無駄な神経回路が排除され、思考や判断がより的確になることもあります。事実、100 歳で頭脳明晰な高齢者はたくさんいます。

ただし、高齢になると新しい情報を短期記憶として認識しておくことは苦手になるようです。

脳の萎縮や損傷をきたす要因

中高年以降になると脳の萎縮や損傷を招く病気が多くなります。脳梗塞や脳出血などの脳血管疾患、認知症などが代表例です。また糖尿病や高血圧症、脂質異常症、痛風、肥満などの生活習慣病は脳の病気のリスク要因で、お酒の飲み過ぎや喫煙、ストレスはさらにリスクを高めます。ニューロンが失われる現象が必要以上に加速しないように、生活習慣病を予防することが大切です。

試験に出る語句

ニューロンの死滅
ニューロンは 20 歳を過ぎたころから減り始め、40 代以降にはそのスピードを増すとされる。どのくらいのスピードで死滅していくかについては諸説ある。

認知症
アルツハイマー型認知症と脳血管性認知症で大半を占める。アルツハイマー型認知症は、脳に異常なたんぱく質が蓄積してニューロンが死滅する疾患。その原因はよく分かっていないが、糖尿病との関係が注目されている。

キーワード

生活習慣病
生活習慣が問題で引き起こされる疾患の総称。糖尿病、高血圧症、脳梗塞・脳出血、狭心症、心筋梗塞、痛風、肥満などがある。

メモ

脳の萎縮
画像診断で脳の写真を撮ると、脳の溝が深くなったり、回がやせてしぼんだように見え、ニューロンやグリア細胞の減少が示唆される。ただし画像上ある程度の萎縮が見えても知的能力は低下していない人もいる。

神経回路の構築

高齢になってニューロンは減っても、新しい神経回路は構築され、知的能力は向上できる。

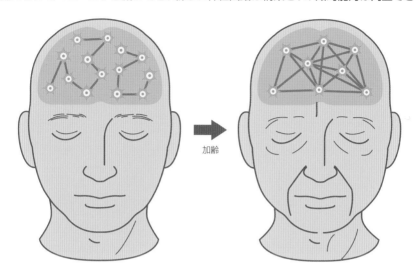

加齢

脳の萎縮や損傷を引き起こす要因

脳血管疾患や糖尿病などの病気や、肥満、ストレスなどの生活習慣は、脳の萎縮のリスク要因である。これらを予防することは、脳の老化の加速を食い止めるために役に立つと考えられる。

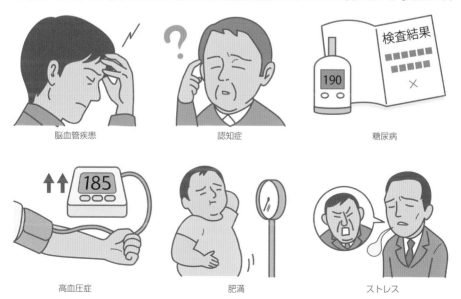

脳血管疾患

認知症

糖尿病

高血圧症

肥満

ストレス

脳死と植物状態、心臓死

POINT
- ●脳死とは、脳全体が完全に機能を停止した状態のこと。
- ●現在は脳死も人の死と認められている。
- ●植物状態では生命機能をつかさどる脳幹が機能している。

脳死は脳全体の完全なる死

　脳の機能が完全に停止してしまったら、人間は自力では生きていられません。思考や判断、人との会話だけでなく、呼吸や心臓の機能もコントロールを失い止まってしまうからです。このように脳の機能が完全に停止した状態を脳死といいます。脳死状態になったら、脳の機能が元通りに回復することはありません。

　脳死状態でも、人工呼吸器などを使えばしばらくの間は心拍と呼吸を維持することができます。しかし、自力でのコントロール機能を失っていますから、いずれ限界がくるか、機械を外せば心臓が止まります。

　以前、人の死は心臓が止まる心臓死と定義されていました。しかし現在では、臓器移植の観点から脳死も人の死と認められています。自分自身について、脳死を死とするか、心臓死を死とするか。どう考えるかは自由です。

植物状態と脳死はどう違う

　ほとんど意識がなく、会話や食事は不可能で、呼吸と心臓は動いているという状態を遷延性意識障害、俗に植物状態といいます。植物状態と脳死の違いは何でしょうか。

　植物状態の場合、大脳や小脳の機能は広範囲に失われていますが、生命機能をつかさどる脳幹が生きていて、自力で呼吸や心臓の拍動ができます。また大脳や小脳の機能が一部残っている場合も含まれ、重症度はさまざまです。進行して脳死状態になるケースもありますが、意識が回復したケースも多数報告されています。

試験に出る語句

脳死
脳全体の機能が完全に停止した状態。脳波は平坦になる。脳死になると回復することはない。

遷延性意識障害
持続的意識障害などともいわれる。俗にいう植物状態のこと。脳幹の機能が維持され、自発呼吸や心臓の拍動がある。脳の損傷の程度により重症度はさまざま。

キーワード

心臓死
心臓が止まったときを死とする。

メモ

臓器提供意思表示カード
自分自身が死んだとき、臓器移植に協力するか否か、協力する場合、脳死を死とするか、心臓死を死とするかの意思表示をするカード。どんな意思表示をするかは自由で、臓器移植に協力しないと考える人も持っておくとよい。

脳死と植物状態の違い

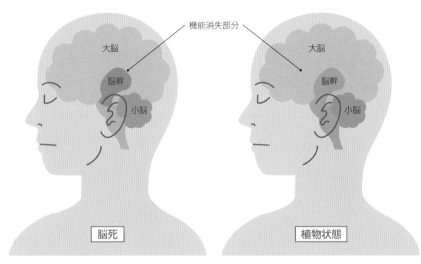

機能消失部分

大脳

脳幹

小脳

脳死

植物状態

脳全体の機能が完全に停止した状態。回復することはない。

脳幹の機能が維持され、呼吸や循環の機能が維持されている。重症度はさまざまで回復する可能性もある。

臓器提供意思表示カード

臓器提供をするかどうかの意思は、このようなカードや運転免許証、健康保険証などで示しておくことができる。脳死で提供するか、心臓死で提供するか、または「提供しない」という意思表示ができる。

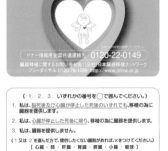

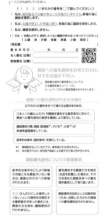

索引

索引

【監修者紹介】

石浦 章一（いしうら しょういち）

1950年、石川県生まれ。東京大学教養学部卒業。同大理学系大学院博士課程修了。国立精神・神経センター神経研究所室長、東京大学大学院総合文化研究科教授を経て、東京大学名誉教授。新潟医療福祉大学・特任教授、京都先端科学大学・特任教授、同志社大学客員教授。理学博士。専攻、分子認知科学。著書に、『王家の遺伝子』（講談社ブルーバックス）、『タンパク質はすごい！』（技術評論社）、『小説みたいに楽しく読める生命科学講義』（羊土社）、監訳に『脳－心の謎に迫った偉人たち』（丸善出版）など。

編集	有限会社ヴュー企画（金丸洋子、竹内博之）
カバーデザイン	伊勢太郎（アイセックデザイン）
本文デザイン・ＤＴＰ	株式会社ARENSKI
執筆協力	鈴木泰子、神田賢人
イラスト	BACKBONEWORKS、池田聡男、宮下やすこ

運動・からだ図解　脳・神経のしくみ　新版

2024年4月25日　初版第1刷発行

監修者	石浦章一
発行者	角竹輝紀
発行所	株式会社マイナビ出版
	〒101-0003
	東京都千代田区一ツ橋2-6-3　一ツ橋ビル2F
	電話　0480-38-6872（注文専用ダイヤル）
	03-3556-2731（販売部）
	03-3556-2735（編集部）
	URL　https://book.mynavi.jp

印刷・製本　シナノ印刷株式会社